母の願いと小児科医

小児科の外来診療を行っていると、ウイルスによる上気道炎（いわゆる風邪の大部分もこの中に含まれます）を診察した際、お母さんから、「早く良くしてほしい」つまり一刻も早く症状をなくしてほしいという願いを強く感じます。それはもちろん理解できる事なのですが、いささか強引に感じる事があります。「明後日の午後、部活動の対抗戦がありますから、それまでにこの熱を下げて治してやりたいのです」このような言葉を聞くと、私は子に対する母の思い入れの強さにいささか困惑してしまいます。

子供の急性の病気の大部分は、ウイルスによるものが多く、ウイルスによる病気に対しては、一部を除き、私たちはまだ有効な治療法を手に入れていません。消極的に思われるかもしれませんが、その病気がなるべく当たり前の経過をたどって、自然に治ってくれるのを見守るのが私たちの仕事です。何か変わった経過をとって重大な余病が起きるのを防ごうとしたり、ほかに大きな病気——例えば緊急手術が必要な疾患、あるいは先天性の疾患——が隠されていないか厳重にチェックするのはもちろんですが。

風邪で熱が出た場合は、何とか早く下げたいという気分になりがちです。いったん出た熱は自然経過としてしばらく続くのが普通なのですが、力ずくで熱を下げようとしてしまいます。その手段として座薬がよく使われます。座薬を使う事は必ずしも悪い事でないのですが、どうやらお母さんは、風邪の症状の一つでしかない発熱を無理に抑えてしまう事によって、風邪を治したと考えたくてたまらないようです。

風邪よりももう少し重い病気でも同様な事が言えます。私たちは最初、発熱などの症状を、病気の子供が無言で発している重大なサインと見なし、診断を確実なものにしようといろいろ考えます。決して手をこまねいているわけではないのです。どうか医師に、その病気に固有な経過を見極める時間の猶予を与えてください。一度診断が決定すれば、治療は果敢に行われるのは言を待たないでしょう。

初出：「北日本新聞」　平成3年12月29日　『カルテの余白』

小児病棟の看護師さん

私の勤務する病院には、小児関係の二つの病棟があります。

一つは新生児関係の病棟で、新生児集中治療室と呼ばれます。ここに勤務する看護師さんは、未熟児、病気の新生児を相手に、文字通り二十四時間の闘いを繰り広げています。

ここに配属になった看護師さんが最初に悩むのは、呼吸数、心拍数をモニターする音が耳に残る事。それに病気の新生児へ一生懸命話し掛けても返事が返ってこないことかもしれません（仕方のない事なのですが……）。

でも不思議なことに、しばらく勤務している間に、彼女たちは多くの音の中から迅速に異常を知らせる音を聞き分け、素早く対処する技術を身につけてしまいます。

また、しばらくすると、保育器の中の子にミルクを飲ませながら楽しそうに話しかけるようになり、その後ろ姿には、母性の美しさを感じます。

もう一つの病棟は、乳児以上の病気の子を扱う病棟です。

ここでは急性、慢性を問わず、多くの病気の子供たちが、母親に付き添われて病気と闘っています。この病棟の看護師さんが一番つらそうな顔をするのは、点滴、採血などの処置をする時です。

注射だと泣く白血病の子を説得する彼女たちは、病気のつらさが分かるだけに、気持ちが率直に表情に出てしまうのかもしれません。

また、母親に病気がどうして良くならないのかと強い口調で言われたり、忙しくてすぐには病床に来られない医師と母親の間に立ち、困惑してしまうのも、彼女たちの仕事の一部になっている事があります。

看護業務の厳しさが、最近社会的にも時折取り上げられます。

医師の目から見ても、彼女たちにもう少し、ゆとりをプレゼントできないかと考えさせられる事が多い毎日です。

朝出勤し病棟に行くと、特に教えられなくても、私にはすぐだれが夜勤の看護師さんだったか、彼女たちの疲労による化粧の〝のり〟の悪さから分かってしまいます。

夜十二時すぎ、病院の前で車のエンジンを吹かしたまま勤務の終わりを待つご主人の姿からは、妻に対する温かさを感じると同時に、看護業務に対する家族の協力の必要性が痛感されます。

小児病棟の看護は、やさしさ、温かさ、強さ、そして正義感が必要な厳しい仕事です。

初出：「北日本新聞」平成4年2月2日　『カルテの余白』

２度目の願い

一月のある日、何気なく金沢の大学病院前の医学専門書店をのぞいて思わず「あっ」と声を出してしまった。『Fetal and Neonatal Effects of Maternal Disease』――日本語では、『胎児と新生児に対するお母さんの病気の影響』と訳すのだろうか――という題の洋書が本棚にあり、迷わず購入してしまった。というのは、日ごろから妊娠中のお母さんの状態が子供に及ぼす影響を、詳細に系統だって記載してある書物があればよいのにな、と心に思っていたところだったからである。

以前、私は小児科は誕生の瞬間から始まると思っていたが、最近は受精の瞬間、あるいは遺伝相談などを考慮に入れれば、子供を望んだ瞬間から始まるのだと痛感している。お母さんが糖尿病だと、生まれてくる子は体重が多かったり、血糖の値の変動が激しかったりする事は、よく知られている事実だが、病気が重くなくとも、「私の病気は、この子に対して影響があるのでしょうか?」といった、おなかの大きいお母さんの質問に答えるのに、この本は大きな助けとなる事だろう。

最近私が感じているもう一つの大きな問題は、遺伝相談の事である。「一番目と二番目の子が先天性心疾患でしたが、三番目はどうなるでしょうか」「私も妻も家系にはこの病気の者はいないのですが、どうしてこのような病気の子が生まれたのでしょうか。二番目以後はどうなるのでしょうか」「以前、小児がんで治療を受けました。治癒したと言われましたが、好きな人ができて結婚を考えています。病気の事は伝えるべきでしょうか」「私も妻も血液型はＲｈプラスですが、この子はＲｈマイナスです。この子は私の子なのでしょうか」——などなど。

一つひとつの質問の目が、私の目を凝視し真剣に迫ってくる。こんな質問に対して正確に答えるには、多くの新しい専門的な知識と、人間に対する豊かな愛情が必要だ。

近ごろ私は『先天性疾患がその徴候を（はじめて）現すのはいつか』とでも表題のついた医学書を求めて、書店を放浪している。というのは、ある病気の子供を持ったお母さんの「この病気では、一般的にいつごろ症状が明らかになるのですか」との言葉が、妙に脳裏に焼きついて離れないからである。

初出：「北日本新聞」平成４年３月８日　『カルテの余白』

母からもらった命

　T君が私の外来を初めて訪れたのは、ちょうど二年前。お母さんに付き添われて、伏し目がちに診察台に上がった姿を、今でも覚えている。彼は特殊な染色体異常を持った急性白血病で、N大学付属病院で、HLA（ヒト組織適合抗原と呼ばれる白血球の型）が偶然に一致した母から骨髄移植を受け、十カ月経過したところだった。骨髄移植を受ける前までは、再発を繰り返し、移植を行っていなければ、生命が危ない状態だった。

　私の外来には、N大学病院へ通院する間の、定期的な診察及び検査に通ったのだが、移植後、月日が流れるにつれ、彼の皮膚から色素沈着が薄れ、つやが出てきた。それと並行して、母子の表情に明るさが増していった。年月が流れれば流れるほど、骨髄移植後の再発の危険が低くなるからである。

　骨髄移植のキーポイントとなるHLAがうまく一致する確率は、最も高い兄弟でも四分の一であり、母となれば、一層低い確率になる。その母と一致したのは、彼にとって偶然の大きな幸運であった。

肉親にHLAが一致する者がいなくても、骨髄移植が行えるようにと、骨髄バンクが誕生した。骨髄バンクは、HLAの登録を行い、その中から患者とHLAの一致する人を見いだし、移植のドナーになってもらおうとする組織。

最近、日本でも全国規模のバンクが産声をあげ、登録者の募集を急いでいる。しかし、白血病や再生不良性貧血など、重い血液疾患に対する認識が今一つ薄いせいもあり、まだまだ一般の人々の関心は低いように思われる。脳死の臓器を待つ必要のない移植「骨髄移植」。

それによって毎年多くの人の命が救われる事を、より多くの人に知ってもらいたい。

骨髄移植から三年近く経過し、そろそろ病気の〝治癒〟という言葉が使われるようになったT君にも、最近一つの悩みが出てきた。骨髄移植の際の放射線療法などのためと思われる身長の伸び悩みで、先日、ついに弟に追い越されてしまったのである。だが、もし命が失われていたら、二度目の命をくれた母と一緒に、そんな悩みを分かち合うこともできなかったのだ。

初出：「北日本新聞」平成4年4月12日　『カルテの余白』

川崎病と肌の色

昭和五十九年ごろ、私は臨床研究を行うために、アメリカ合衆国中南部の都市、テネシー州メンフィスの小児病院に籍を置いていた。そのあたりは黒人の比率が高く、また、メンフィスは黒人指導者キング牧師が射殺された町としても知られていた。

同じ研究室で働いていた未婚の黒人女性のシャーリーは、私が一緒に働いた初めての東洋人という理由のためか、自分からはあまり私に話しかけようとはしなかった。その彼女がある日、「息子が熱を出してもう一週間もたつのに、医者は感染症を考えているらしく、抗生物質を投与しているのだが、熱はいっこうに下がる気配がない」と私に教えてくれた。

昼食のサンドイッチを食べながら、彼女は心配そうに、どうしたらよいものだろうかと尋ねる。よく話を聞いてみると、彼女の息子は私のアパートのすぐ近くの病院に入院しているというので、その日の夕方、私は病院を訪れた。

初めて見る黒い皮膚にできた発疹（ほっしん）に最初は戸惑ったが、よくみると、目の充血、唇の赤さなどは、私が日本で見た川崎病にそっくりだった。私よりはかなり年配の白人の主治医にこの事を伝えると、彼は少し驚いた様子だった。翌日、彼は私に電話をくれ、それが三十年間小児科医として生活してきた彼にとって、川崎病の第一例目であった事を私に告げた。

翌日から投与された多めの量のアスピリンが、どの程度効果があったかは不明だが、それからしばらくして彼は元気になった。退院の日の、彼のうれしそうに手を振る黒い腕と、手のひらの白さとの対比が目に残った。

川崎病は、川崎市の公害病などではなく、日本人の川崎富作先生が最初に報告した子供の病気で、発熱、発疹、リンパ節腫脹（しゅちょう）などを伴い、心臓の冠動脈にこぶを作る事もある。アメリカでは日本に比べて川崎病の頻度ははるかに低く、そのあたりに原因究明のカギがあるのだろうか。

そんなエピソードがあってから、シャーリーはやっと私と打ち解けていろいろな事を話してくれるようになった。当時私は、名前の「正」の字をとって「マサ」と呼ばれていたが、その音の響きは、奴隷制度の「主人」にあたる「マスター」に似ているから、そのように呼ぶのは、実は好きではないのだと教えてくれた。

あれから八年の歳月が流れ、治療法は進展したが、未だに川崎病の病因は解明されないままであり、最近のロサンゼルス暴動にも見られるように、アメリカの人種問題の病根もまた深い。

初出：「北日本新聞」平成4年5月17日　『カルテの余白』

偶然

先月、第九十五回日本小児科学会に出席のため、愛媛の松山を訪れた。学会の特別講演で米国から招かれたデッケルバウム博士は、「日本の子供たちのコレステロール値は既に米国の子供たちのそれよりも高くなっている」との趣旨の講演を行い、出生率が減少している日本の将来に警鐘を鳴らした。

私には、大学時代に自殺した一人の親友がいた。学年も進み、臨床実習が始まり、患者さんに接するようになったころから、彼は自分が医者に向いていないのではないかと悩み抜き、ガス自殺という手段で、自らの命を絶った。彼は松山出身であり、前回松山を訪れた時は、その葬儀に参列するためであった。そんな意味で、松山は私にとって感慨深い地だった。

学会の会場から彼のお母さんに電話したところ、「まあ三浦さん、十六回目の命日をよく覚えていてくれましたね」と言われた。一瞬、私は絶句した。私は全く彼の命日を記憶していなかった。さらに、彼の生家は、学会の会場から電車通りをはさみ、電柱にして四本の距離だった。この偶然な出来事もあり、私は十六年ぶりに彼の生家を訪れた。そしてしばらくの間、お母さん、妹さんと彼の生前の話に花が咲いた。

翌朝五時に起き、お母さん、妹さんと三人で彼の墓参りに出掛けた。道後温泉の小高い丘に、彼の死の四年後、胃がんと脳腫瘍（しゅよう）を併発、壮絶な死を遂げたという、眼科医であった父と並んで、彼は眠っていた。

「主人が亡くなった日、偶然、娘に女の子が生まれたんですよ」「私の家では女性が男性より強くてね」とつぶやいたお母さんの言葉が、人生の後半に苦労が重なってしまったとでも言いたげで、寂しそうに響いた。「この地方では、お墓に花はそなえないんですよ」と言う言葉に従い、私は与えられた葉の束を彼の墓前に立て掛けた。何とも言いようのない気持ちが込み上げ、不覚にも涙した。彼を死に追いやったものは何だったのだろうか。将来肩にかかる医者としての責任の重さに耐えきれなかったのだろうか。

母がいつも胸に下げているペンダントの中の写真は、今も二十四歳の彼の姿であり、人の心の中にはその若い姿が永久に残る。それだけをうらやましく思いつつ、空路松山を後にした。

初出：「北日本新聞」平成4年6月21日　『カルテの余白』

うどんの中のそば

先日、医薬大で行われた勉強会に参加したところ、小児科の先生がヒマワリの種に対するアレルギーの例を発表しておられた。ヒマワリの種を食べると血圧が下がり苦しくなるのである。「ヒマワリの種でアレルギーになる?」という人も多いかもしれない。そこで、アレルギーにまつわる話をいくつか紹介したい。

私の恩師でもあり、富山市内で医院を開業されているT先生には弱いものが一つある。カニ、特にカニみそである。以前、カニみそを食べたばっかりに呼吸が苦しくなり、死ぬような思いをされ、ステロイド剤の入った点滴で救われたといわれる。そんなわけで、私はT先生と食事をする機会があると、できるだけ隣に座るようにしている。「これ食べて」と私の好きなカニがいつも労せずしてこちらにまわってくるからである。

それから、以前経験した気管支ぜんそくの例の一つ。田舎のおじいちゃんの家に里帰りすると、決まって発作がひどくなる小学生がいた。田舎のその家では孫が遊びにくると日ごろ大切に押し入れの中にしまってある布団を出して孫のために使っていた。

その布団には、ダニが生息し、そのためにぜんそく発作を誘発していたのである。おじいちゃんたちの心遣いがかえって悪い結果になってしまっていた。

もう一つの例に、入院するとすぐに良くなって、家に帰るとまたぜんそくの発作が出てくる子供がいた。入院するとすぐに良くなってしまうので、主治医である私は名医ということになっていた。両親も気がつかなかったのだが、その子は家庭でペットとして飼っていた猫の毛が原因（抗原）となって息苦しさが誘発されていたのである。猫を叔母さんの家に預けると、ぜんそくはうそのように良くなってしまった。

またこれは私が以前福井の病院に勤務していた時の話。そばアレルギーの小学生がいた。その子はそばを食べると必ず呼吸困難、時には軽いショック状態になるのである。ある時、その子供が息絶え絶えになり、救急車で病院に運ばれてきた。お母さんにどうしてそばを食べさせたのかときつく尋ねると、近所の食堂でてんぷらうどんを食べたが、そばは食べさせていないという。私はしばらく考え込んでしまった。そして一つの考えが頭に浮かび、私もよく行くその食堂に電話してみた。果たして私が予想したように、この食堂ではうどんとそばは同じ湯を使ってゆがいているのであり、彼の食べたうどんには一条のそばが混ざっていたか、あるいは、うどんの表面にそばの成分が付着していたのであった。怖いものである。そばアレルギーの他の例では、夜になると決まって起きるぜんそくの発作が、そばがらを使ったまくらが原因のものもあった。

このように、アレルギーの現象は、思いがけないほど私たちの身近にあることが多い。何か自分に極端に弱いものがあったら、一度医学的に調べてみてはいかがだろうか。

初出：「北日本新聞」平成4年7月26日『カルテの余白』

診察室の中の父親

企業の週休二日制が進み、父親も土曜日が休みとなり、子供を連れて小児科の外来を訪れる機会が多くなっている。

ある土曜日、短パンをはき、すね毛を出した父親が、小学校六年生の娘とともに診察室を訪れた。父親が人間ドックを受けた時にＨＢ抗原が陽性であると分かったので、子供も調べてほしいと言うのである。健康そうに日焼けして、いすに座った女の子に、最近、家での体調はどうかと尋ねると、その子は黙って父親の顔を見上げた。もう自分の事は自分で話すべき年ごろなのに、父親に話してくれるよう要求しているのである。

診察室で最近こんな光景がよく見られる。見上げられた父親は戸惑いの色を隠せず、弱った様子だった。やはり、子供の日ごろのことは母親の方がよく分かるのであろう。体の診察を始めようとすると、父親は何も言われたわけではないのに、背を丸めてそわそわとカーテンの外へ出て行き、娘の診察が終わるのを待つ様子だった。

ＨＢ抗原は、Ｂ型肝炎ウイルスの感染があった場合に出現し、血液や血液製剤、またそれらによる傷口の汚染のほか、だ液などからも感染する。A型肝炎の場合とは違って、便はあまり問題にならない。またB型肝炎、あるいはHB抗原陽性の母親から生まれた子供は、注意が必要だ。それは垂直感染、つまり母親から子への感染が、高率で起こるからである。また最近はC型肝炎の事が話題に上る場合も多く、肝炎が慢性化しやすいなど特徴がある。

女の子の診察が終わった事をカーテンの外の父親に伝えると、再び診察室の中に入ってきた彼は心配そうな顔で私を見た。「HB抗原が陽性であっても、肝炎の症状が必ずしも強く出てくるとは限らないのです」と話すと、少し安心した様子だった。子供が診察室から出た後、独り言のように「私自身、別に悪い事をした覚えもないのですが……」と、尋ねられもしないのにつぶやいた。父の感染経路は不明であった。娘さんの血液検査の結果を確認する日を予約して帰っていかれた。

あの父親は、娘が何歳のころまで一緒にふろに入っていたのかな——そんな思いが私の脳裏をかすめた。

初出：「北日本新聞」平成4年8月30日　『カルテの余白』

子供の視線

先日、久しぶりに生まれ故郷の七尾を訪れた。七尾港に着くと、以前、能登島と頻繁に定期線が往復していたふ頭も、今はサンフランシスコの港の名前に由来するフィッシャーマンズワーフと名付けられた活気ある場所に変ぼうを遂げ、多くの人々が新鮮な魚介類を買い求める姿が見られた。

小学生のころまで育った家を訪ねてみた。かなり朽ちかけたその家には、まだ人の住んでいる気配があり、横には、三十年前と同じトマト畑が広がっていた。何を眺める事なく見ていた私は、ふとある事に気がついた。トマトの枝も、家の横の塀も、木に登って小さな実をとった家の前のびわの木も、すべてみな背が低いのだ。私の身長が伸び、視線が高くなっていたのだった。昔、私はあの目の低さで、畑を飛び回っていたのだった。

その時、私は前日の病院での出来事を思い出していた。重い病気のM君が、静脈に一度点滴を入れるのを失敗した後、二度目を行う事をなかなか納得してくれず、私は困り果てていた。小児科の医師は、採血、点滴といった痛みを伴う処置を、できるだけ子供が納得してから行っているが、幼い子などでは、体をおさえてやってしまう。このような処置が、針を刺す痛みだけでなく、それにも増して、心にも傷を残す事になるだろう。

私は、何気なくM君の目の高さに自分の目の高さを合わせるようにしゃがんで、しっかり彼の目を見て話し始めた。その途端、彼はうなずいて点滴する事を納得してくれた。対話する時、子供を上から見るのではなく、子供の目の高さで話してみようと思った。コミュニケーションは、きっと、よりうまく進む事だろう。

かつて、私が住んでいた家の前のびわの木のはるか向こうにある一軒の古い家に近づくと、何か甘く苦しいものを感じた。少し勇気を出して、その玄関の前に立ってみると、表札はもう別の名前に変わっていた。しかし、青い、背の低いドアの向こうから、片方の髪だけをおさげにしたあの子が、今にも飛び出してきそうな気がして、三十年の歳月の流れを忘れ、私は思わず一歩退いた。

初出：「北日本新聞」平成4年10月4日　『カルテの余白』

子供の持つ夢

二年ほど前の出来事である。富山で麻疹（ましん）＝はしかが流行していたころ、K君のお母さんがK君を連れ、血相変えて小児科の外来に駆け込んできた。「先生、うちの子、はしかの予防接種をしたのに、隣の子からはしかをもらってしまいましたよ」予防接種した医者である私を非難しているのではなく驚いている様子であった。

K君を診察してみると、確かに体、顔面に発疹（ほっしん）があり微熱も認められた。ただ全体として症状は軽く、比較的元気な様子だ。

昔から「天然痘は器量さだめ、はしかは命さだめ」などと言われ、重い病気の一つと考えられていたはしか。「二度なし現象」を目的として予防接種を行ったはずなのに、なぜこのような事が起きたのだろうか。同様の事を水痘の予防接種でも経験した。

ワクチンの管理が悪く、その効果がなくなっていたとは考えにくく、体の免疫機構における記憶担当細胞の機能が低下してしまっていたのだろうか。同じような現象が、外国でもあるらしく、英国では以前より、米国でも最近になって、はしかの予防接種の二回接種を行っていると聞く。

ワクチンの歴史は、人間にとってほとんど無害な牛痘に感染した人が、その後天然痘にかからないという英国の医師、ジェンナーの観察に端を発する。彼の卓越した観察眼のおかげで、その後人類は大きな恩恵を受けた。WHOの天然痘絶滅宣言のみならず、ポリオ、はしか、他の伝染性疾患に対する恐怖が大きく和らいだ。ワクチン（VACCINE）のVACは牛を意味するという。ジェンナーの功績をたたえ、予防接種に用いられるすべての製品をワクチンと呼ぶようになった。

観察眼といえば、イギリスの細菌学者、フレミングがカビの一種からペニシリンを見いだしたのも、カビの周囲には細菌の増殖が認められない現象を鋭く捕らえた事に端を発し、研究を重ね、カビの培養からペニシリンを分離したという。ペニシリンをはじめとする抗生物質が、その後の人類にもたらした恩恵はやはり計り知れないものがある。

先日、大沢野町を訪れた利根川博士の言葉を借りるまでもなく、今、日本の子供たちに必要なのは、一見ささいな観察、ちょっとした思いつきから大きな発見が生まれるという、楽しい〝夢〟を持つ事ではなかろうか。受験戦争、商業主義など、現実の日々の生活は厳しいものがあり、その現実と直面し大人になっていかなければいけないが、それだからこそ、おなかのふくれない〝夢〟を持ちたいものだ。

初出：「北日本新聞」平成4年11月8日『カルテの余白』

つかえませんか？

もう六、七年前になるだろうか。初めて富山市民病院に赴任したころの、診察室でのお母さんと私の会話である。母「この子、せきとたんがひどくて困ります。つかえないでしょうか？」私「大丈夫ですよ。そんな簡単にたんがのどにふさがって、息が通らないなんて事はないですよ」母「そんな深刻な事は考えてないのですが……」話がどうもかみ合わない。〝つかえない〟が〝差しつかえない〟の意味で使われている事を、私が理解するのに少しだけ時間を要した。

以前、私が大学に籍を置き、金沢郊外の病院に週一回診察に行っていたころの話。外来の待合室に立っていると、ある子の付き添いのお父さんが、つかつかと私の近くに来て、「この子、こんなにせきをして、じゃまないかね？」私「他の子もせきをしていますから、別に他の子の迷惑にはならないと思いますよ」父「……」お父さんが〝じゃまないかね〟を〝大丈夫だろうか〟の意味で問いかけているのを、私が理解できなかったのである。

やはり以前、大学病院で教授の診察についていたころの事。教授「この子の身長が極端に低い事を心配して受診されたのですね」母「そうなんですって」教授「何でそんな人ごとみたいに言うのです。自分の子の事でしょう」憤りを顔に出した千葉出身の教授には、福井から来た母が〝そうなんですって〟を〝そうなんですよ〟の意味で使っている事に気がつかなかったのだ。傍らにいた私と私の同僚は、笑いをこらえるのに苦労した。

言葉、特に話し言葉に、私は時折人の身勝手さを感じる事がある。他の人は、自分の話す言葉を必ずしも自分が思っているようには受け取ってくれない場合がある。

医師が病気を説明する場合も、ついつい専門的な用語が口から出て、患者さんの病気の理解の妨げとなっている場合も多い。

最後に、最近私がオーストラリアから来た人と話した時の出来事を一つ。彼は会話の中で〝アイ　ウイル　ゴウ　トゥ　ダイ〟をくり返して私に言う。私が驚いて「どうして死ぬのか」と尋ねると、彼は困惑した様子だった。その後の会話の中で、月曜日のことを〝マンデイ〟ではなく〝マンダイ〟と発音している彼に気がついた。

〝アイ　ウイル　ゴウ　トゥ　ダイ〟は〝アイ　ウイル　ゴウ　トゥデイ〟であると納得した次第である。オーストラリアではdayの発音が〝ダイ〟になるのだ。

初出：「北日本新聞」平成4年12月13日　『カルテの余白』

砂時計

小和田雅子さんとの結婚も決まり、遠くない将来、三十二歳の皇太子さまも、〝ご機嫌のよいコウノトリ〟が運んでくる子のお父さまとなられる事であろう。

私は多くの病気の子供たちに触る機会が多い職業柄、その付き添いの方と話す機会が多い。そんな中で、時に、この男性は子供の父親なのか、祖父なのか分からない事が幾度かあった。その時、私はかなりの確信を持って「おじいちゃん」だと思っても、決してそうは呼ばず、最初は必ず「お父さん」として話すようにしてきた。その理由は、それが間違いであっても大抵の人は笑って訂正してくれるからである。ところが、その逆は許されない。その場に何となく気まずい雰囲気が流れてしまうのである。同様の事が、女性の付き添いについても言える。

人間の体細胞の染色体は二十三対（四十六）あり、大きさと形によって番号が与えられている。その十八番目の染色体が二つではなく三つある異常を持った病気の子が不幸にも生まれ、驚き、悲しむ父親と新生児室で話をする機会があった。あまり長生きできない事など、かなり話が進んだ後、私は医学書の一節を思い出し、「この病気はお母さんの高年齢だけでなく、お父さんの高年齢も関係あるようです」と話をしていた。その時の三十八歳のお父さんの表情は、決して明るいものではなかった。

その晩、自宅に帰り、ビールを飲みながらふと横を見ると、四歳になる下の子が人形で遊んでいた。その時思い起こしたのは、この子が生まれたのは、自分が三十六歳の時だった事だ。私はその日の病院での父親との会話を思い出し、半ば自ちょう的な笑いが思わず頰に浮かんだ。

昨年五月から、私は近くのスポーツセンターに通い始めた。そのサウナルームには、砂時計が二つ備えてある。ある日、私は汗だくになって、上から下に落ちる砂を見つめていた。そして砂が早く落ち切って、サウナルームから出て楽になりたいと思った。その時、この気持ちはいつか別の時にも味わったな、という思いにかられた。しばらくして、娘の顔が脳裏に浮かんできた。砂時計の砂が落ち切るまでの待ち遠しい時間と、娘が成人するまでの待ち遠しい時間を重ね合わせていたようである。

齢(よわい)を重ね、経験を積み重ねていくのは人間にとって素晴らしい事である。しかし、親となる年齢はあまり遅すぎないのがよいというのが、今の私の偽らざる気持ちである。

初出：「北日本新聞」平成5年1月24日　『カルテの余白』

つらい思い

どういうわけか、四十歳になったばかりだというのに、最近めっきり涙もろくなった。幼い子がけなげに生きている姿を目にすると、もういけない。四歳の病気の妹の体を懸命にふいてやっている高校生の兄の姿を見た時もそうだった。これは感情失禁という病状ではないかと、自分自身を心配した事もあった。

「どうして小児科を選んだのですか」と今でも尋ねられる事がある。「子供のウンチは汚くないですからね」と、半ば苦しまぎれに、そして少し本音で答えると、大抵の人はけげんそうではあるが、笑みを浮かべ、そこで話はとぎれる。その私には、医業につく前には気づかなかった一つの思いがあった。「親に先立つ不孝」を見るつらさである。子供のかわいさ、子供を持つ喜びを知るにつけ、それを失う苦しみを見る事は筆舌に尽くしがたい苦痛がある。

私の大学時代の同級生、ペンネーム・南木佳士が先年、『ダイヤモンドダスト』という小説で、第百回の芥川賞を受賞した。ひょっとしたら同級生の出世頭だというので、みなで東京で一堂に会し、お祝いした。その時のあいさつで、彼は「医者になどならなければ、一生見ないで済ます事ができたはずの、つらい場面に何度も立ち会うのがつらくて、小説を書き始めた」と話した。内科医である彼は、多くの人々の最期に出合ったのであろう。その横にいた私は、「数は少ないけれど、おれの方が、親より先に死んでいく子供を見るというすごい苦痛を知っているよ」と変な自慢を彼にした。

先日、兄に体をふいてもらっていた四歳の重病の女の子が息を引きとった。静かな最期なんかではなく、何とかならないかと努力の限りを尽くした。私の横で、一緒に心マッサージを涙を流しながらした高校生の兄は、医師志望であった。将来、その彼に主治医になってもらい、私の最期をみてもらいたい。今の私は、そんなひそかな願いを持っている。

初出：「北日本新聞」平成5年2月28日　『カルテの余白』

思いこみ

朝、小児科の外来の電話が鳴った。流行性耳下腺炎（おたふく風邪）になり、片方の耳下腺だけが腫（は）れたが、もう一方は腫れていなかった。もう一度、おたふく風邪にかかるのだろうかという質問だった。よくよく聞いてみると、軽い髄膜炎の症状もあったという。流行性耳下腺炎が全身のウイルス感染であり、もうかからないだろうとお伝えした。

小児科医として長く勤務していて、何度となく受ける質問に、高い熱が続いているが、頭が障害を受けないだろうか、というものがある。家族のお年寄りが心配している場合が多いようだ。最近では私も人間が意地悪になり、「もちろん原因にもよりますが、一、二日の発熱だったら頭がよくなるかもしれませんよ」などと乱暴な答えをして、ひんしゅくを買っている。

ある時、病院実習の看護学生と一緒に放射線照射を終えた直後の、重い病気の子を病室まで運んだ。その後の彼女の質問は「照射後も患者さんに当てた放射線が体に残っていて、それが他の患者さん、あるいは医療従事者に影響を及ぼさないか」というものであった。放射線が体に残る事はなく、心配いらない、と答えたものの、それ以上の詳しい説明は私にはできなかった。

疑問に対する間違った思い込みは、不要な心配、不安をもたらし、逆に大切な事を忘れさせてしまう。特に医療の世界では、正しい知識を広げようとする活動が大切な理由であろう。また、医師、あるいは医療従事者と患者との会話・コミュニケーションが大切な理由であろう。

約十年前のある日、私はアメリカ合衆国中部の小児病院のカンファレンスルームにいた。感染症科の医師が、「最近、西海岸を中心に同性愛者の間で奇妙な病気が流行している。子供の免疫不全に似て、特殊な肺炎を併発し、死亡率が高い。恐ろしい病気だ」と発表した。現在、問題となっているエイズの事を初めて耳にした時だった。

その時私が思った事は、同性愛者には私のように異性の方が好きな者とは異なり、ホルモン分泌などに何か明らかな違いがあり、それがこの病気にかかりやすい素因になっているのではないか、という事だった。

同性愛という事が、もう少し科学的にはっきりされる事にもなるだろう、と勝手な思い込みをしてしまった。後に原因はウイルスであると分かり、同性愛者に多い理由は別の事にあったようだ。

初出：「北日本新聞」平成5年4月4日　『カルテの余白』

子供の事故

抗生剤の開発、予防接種の普及、輸液など、小児医療の進歩が著しい中にあって、出生という特殊な事情のあるゼロ歳を除いて、一〜四歳、五〜九歳の小児期の死因のトップは不慮の事故が占めている。ゼロ歳では窒息が最も多い。つい最近も、ミルクを嘔吐し、気道に詰まらせ亡くなった生後四カ月の子がいた。ここでうつぶせ保育の是非を論じるつもりはないが、うつぶせで寝ていたため、ミルクを吐いて気道をふさいでいるのに気づくのが遅くなったようである。

一歳から四歳では、溺水と交通事故が事故による死亡原因の双へきである。小さい子供がいる家庭では、浴槽の中に水を入れて放置しておく事は絶対に避けたい。水がなければ単に浴槽の中での頭部打ぼく、あるいは他のけがで済んだものが、水があると命を落とす事になる。これからの季節、川や海での溺水にも注意したい。つい先日、用水に落ち、おぼれて運ばれた一歳の子の皮膚の冷たさが、今も記憶に新しい。幸いこの子は元気に退院した。その母は、おぼれている子を見つけ抱きあげてくれた年配の人に両手を合わせ拝みたい、と私に告げた。

交通事故は、ゼロ歳では自動車同乗中、一～四歳では歩行中の事故が多いという。命を落とすまでには至らないが、たばこの誤嚥もよくある事故だ。試しに少しなめてみれば分かるが、たばこなんぞ、とても食べられたものではない。たばこの誤嚥といい灯油の誤嚥といい、赤ちゃんというのは何とイヤしいのかとあきれてしまう。少し残酷な気もするが、たばこを誤って食べ、胃の洗浄を行う際、母親に参加してもらう事がある。赤ちゃんを動かないように固定するのを手伝ってもらうのである。赤ちゃんが苦しい思いをしているのを分かってもらい、再発を防ぐ。たばこの吸い殻を灰皿に残した犯人は父親が多いのだが、父親が家にいない時間帯が多いせいか、たばこを食べた子を父親が連れてくるケースは少ない。世のお父さん（そしてお母さん）、子供が大きくなるまで家庭での喫煙はやめてはいかがなものだろうか。

先日、横浜で行われた小児科学会に参加した。その時の発表では、死亡事故が一件あれば、医療機関を受診する事故は二千六百件、また家庭で処置できる事故は十万件にも及ぶという。一歳から四歳では、年に二人に一人が医療機関を受診するような事故に遭うそうである。特にこれからの季節、子供の安全には十分に留意したいものである。

私には、事故で亡くなった子を目の前にぼう然と立ちすくむ母親の姿が、一人ひとり脳裏に焼き付いて離れない。

初出：「北日本新聞」平成6年5月9日『カルテの余白』

男と女

日本人の女性一人が生涯に出産する子供の数が更に減少し、一・五〇人となった。現在の天皇陛下がご成婚された昭和三十四年は、二・〇四人だったという。結婚の儀を終えられた皇太子さまと雅子さまは、何人の子の親となられるのであろうか。

以前、私が福井の病院に勤務していたころの話である。病院の一室で、重い奇形を持って生まれた子の家族と主治医である私が話し合っていた。

「こんな子を抱えて生きていくなんて……。この若い二人の将来は、いったいどうなるのでしょうか」「何とかならないものでしょうか」子供の親である若い夫婦を前にして、父親の方の父である祖父がこう私に言った。祖父はこの子をいらないと言っているように思われた。少し感情的になり、「では、あなたは、私にこの子をどうしろと言われるのですか」。私の口から思わずそんな言葉が出そうになった。何とか言葉をのみ込んだその時である。それまで黙って下を向いていたまだ産後間もない母親が、急に顔を上げ、険しい表情で義父を凝視した。そして一言、「私の子です」。それを聞いた横にいた祖母の頬がピクッと動いた。若い子供の父親の思いはどうだろう。妻と父の両方の強い視線を感じながら、彼はしばらく困惑した表情を見せていたが、その後、黙って下を向いた。私には、父親の態度がふがいなく感じられた。

後日、子供の面会に一人で訪れた母親は、夫に対して不信感が出てきた事、そして夫婦の仲が急速に冷えつつある事を告げた。

私はこれまでに、どのように重い先天異常を持って生まれてきた子であっても、生まれた子供に強い愛情、執着を示さなかった母親を見た事がない。それとは対照的に、父親の態度はさまざまだった。驚きと嘆きで頭がいっぱいのためか、まるで自分の子供でないように振る舞う父親もいた。

父親と母親のこんな違いはなぜ生じるのだろうか。男の方が冷たいと言ってしまえばそれで話は終わりである。「おなかを痛めた子」という表現がよく用いられるが、母親は妊娠中、長期にわたって子供との一体感を十分、味わっているためであろう。

一人の男として男性を少し弁護するならば、子供ができる最初のころにほんの少し手伝った後、男が父親になった事を初めて本当に実感するのは、看護師さんから生まれた子を渡され、両の腕にその重みを感じたその時にほかならない。

初出：「北日本新聞」平成5年6月13日　『カルテの余白』

遠くを見る目

先日、富山市で、第一回栄養代謝研究会が開かれ、医師のほか、多くの栄養士、看護師、教師が参加した。話題の多くは、健康づくりや予防医学に関するものであった。私は、このような会が開かれる事がうれしかった。心臓の栄養をつかさどる冠動脈の病変を治療する「バイパス手術」を行う外科医は、スポットライトを浴びるが、コレステロール値を高くしないように地味な指導を続け、結果として、多くの人々の「バイパス手術」の必要性をなくしたかもしれない栄養士には、注目する人が少ない。日ごろからそう思っていたからだった。同様の事が、リハビリテーションを行う医療従事者についても言える。

以前、金沢に住む友人の内科医が、こんな話をしてくれた。「最近、若い女性の鉄欠乏性貧血を診る機会が何度かあったが、彼女たちは鉄を多く含む食品が嫌いで、どうやらそのために鉄の不足をきたしているようだ。最初は一生懸命、偏食をなくすように指導したが、なかなか言う事を聞き入れてもらえない。そのうちこちらも疲れて、貧血が進んでから、鉄剤の投与をするようになってしまった。その方が病気を治療したと患者さんには感謝され、ほんの少しだけど医療の点数も高くなるからね」少々皮肉っぽい言い方だったが、私は思わず「同感だ」と言った。

つい先日の日曜日、家で横になっていると、突然電話が鳴った。米国の国立衛生研究所に留学している後輩からの電話だった。

「日本人の研究者が次々と何人も来て、アメリカが十年単位で得た成果を持ち帰っていく。そして日本で発表し、そんな人が何年かすると、いつの間にか日本のどこかの大学の教授になっているんですよ」

少々乱暴ではあるが、日本人の近視眼的態度、ずるさを訴えていた。日本だけにいたのでは分からない、アメリカの憤り、日米摩擦の原因の一つが、そのあたりにあるのかもしれない。

すぐに結果が出る事、目に見える事（物）、派手な事にどうしても目が向きやすい日々である。今日十八日の衆院選投票日、〝遠くを見る目〟を持って投票できればと思う。

初出：「北日本新聞」平成5年7月18日『カルテの余白』

病理解剖

病院勤めをしていて、不幸にも亡くなられた患者さんの家族に病理解剖をお願いしなければいけない事が幾度かあった。小児の場合は両親に対してだが、病理解剖をお願いするという事は、われわれ医師にとって非常につらい事の一つである。なぜならば、病理解剖はその性格上、患者さんが亡くなってから速やかに話をしなければならないからで、その点でも、つらさが一段と増加する。

ほんの少し前に頭を下げ、亡くなった事を告げたばかりなのに、悲しみにくれる家族の前に再び立ち、「遺体にメスを入れさせていただけないか」と言う医者。「鬼に見えた」と後になって述懐した母親もいた。「これ以上、痛い思いをこの子にさせたくありません」と、亡くなった孫の体を抱きかかえるようにして、私を見つめた祖母もいた。その半面、「医学の進歩のお役に立てるのなら」と、気持ちよく承諾してくださった家族もあり、頭の下がる思いであった。遺伝性が強く疑われる先天異常などで亡くなったケース（実際、小児科はそのような場合が最も多いが）で「次にできる子の事もありますから、病気の事をはっきりさせておくために、解剖をお願いします」

と言った、ある意味ではドライな若い両親もいた。

臨床医にとって、病理解剖の場は、自分の診断、治療が適切であったかが問われる厳しい場でもある。そういう意味では、日本の病理担当医は、欧米に比して少し弱い立場におかれていると思う。米国の病理医は、よい意味での臨床医の〝お目付役〟として、時には臨床医以上の権限を持って、カンファレンスなどで討論していたように思う。

最近、私自身の心の中に少し変化が起きたようだ。こちらから病理解剖の申し出をして断られた場合、さっぱりした〝あきらめ〟がすぐに生まれ、悲しみの中にも、戦いが終わった後の虚脱感がすぐに出てくる。二十代、三十代のころは、もう少し、しつこくいさがったような気がする。

近ごろ、時が流れるのが速い。先日、病棟に入院している子供がこんな話をしてくれた。

「先生、私、夏休みが終わってから学校に出ていって、友達に会うのが照れくさいよ」夏休みの四十日間が、小学校三年生の彼女にとってはそれほど長いのだ。私にとっての四十日間は、一瞬のまばたきの時間だ。別の子はこうも言った。「セミの声を聞いてから、次の年またセミの声を聞くまでが、すごく長く感じる」と。

こんな事を考えているうちに、今年の涼しい夏も、いつの間にか終わりに近づいている。

初出：「北日本新聞」平成5年8月22日　『カルテの余白』

ぜんそく同窓会

「ぜんそく患者が台風の来るのを予言する」とは、先輩医師からも教えられた事だった。私自身も、ぜんそく患児が多く訪れた日の翌日は雨が多く、気温も低くなる経験をしている。

今年の夏の気候の異変は、子供の体にも例年とは違った変調をもたらしたようだ。九月十二日付北日本新聞にも紹介されていたように、八月後半から気管支ぜんそくの子供の病院受診が増加した。ぜんそくの診断を受けているものの、長い間発作の出なかった子までが久しぶりに、ぜん鳴を出し、病院を訪れた。

九月初旬ある日の小児科外来、そして病棟の一室は、さながら、案内状も出さず、期せずして集まったぜんそく同窓会といったところだった。病院を訪れた母同士の間で交わされた言葉は、「あら、お宅も」だった。

気圧の変化がぜんそくに及ぼす影響は、研究されているが、因果関係はまだはっきりとは解明されていないとの事だ。アレルギー疾患に分類される気管支ぜんそくだが、その発症には多くの因子が関与しすぎている。

それとは対照的に、季節病、あるいは気象病として説明しやすいのが、感染症の一部だ。インフルエンザを例にとれば、高温度では速やかに死滅し、低温度の冬では死滅率が低いため、人間様に害を及ぼす。逆に夏かぜの病原ウイルスは、高温度の環境で元気が出てくる。

ぜんそくと気圧との関係は、よく分かっていないというものの面白い研究が報告されている。以前、東京女子医大の先生方が、気圧配置とぜんそく発作の関係を研究し、発作の起こりやすい天気図をいくつか選び出し、テレビや新聞で、その天気図を患者自身、あるいは両親が見て、発作がひどくなる前に予防薬を服用するというものである。

何人かの人が実行し、その効果が見られ、また子供が天気図にとても興味を持つようになったというおまけまでついたそうだ。

以前、私にもまだ科学する心が残っていたころの話。日本からはるか遠く離れた南方洋上に大きな台風が発生し、いずれ日本にも来るかもしれない——とテレビで予報官が伝えた日、私は三軒のぜんそくの子の家に電話をして、発作の気配を何とはなく感じないか尋ねてみた。答は否であり、母親から嫌がられてしまった。

ぜんそく患者が気象にどんなに敏感であったとしても、それはやはり愚問だったようだ。

初出：「北日本新聞」平成5年9月26日　『カルテの余白』

郵便はがき

料金受取人払郵便

新宿局承認

2523

差出有効期間
2025年3月
31日まで
（切手不要）

160-8791

141

東京都新宿区新宿1－10－1

（株）文芸社

愛読者カード係 行

ふりがな お名前		明治　大正 昭和　平成　　年生　　歳
ふりがな ご住所	□□□-□□□□	性別 男・女
お電話 番　号	（書籍ご注文の際に必要です）	ご職業
E-mail		
ご購読雑誌（複数可）		ご購読新聞 新聞

最近読んでおもしろかった本や今後、とりあげてほしいテーマをお教えください。

ご自分の研究成果や経験、お考え等を出版してみたいというお気持ちはありますか。

ある　　ない　　内容・テーマ（　　　　　　　　）

現在完成した作品をお持ちですか。

ある　　ない　　ジャンル・原稿量（　　　　　　　　）

書　名			
お買上 書　店	都道　　　　市区 府県　　　　郡	書店名	書店
		ご購入日	年　　月　　日

本書をどこでお知りになりましたか?

1.書店店頭　2.知人にすすめられて　3.インターネット(サイト名　　　　　)

4.DMハガキ　5.広告、記事を見て(新聞、雑誌名　　　　　)

上の質問に関連して、ご購入の決め手となったのは?

1.タイトル　2.著者　3.内容　4.カバーデザイン　5.帯

その他ご自由にお書きください。

(　　　　　　　　　　)

本書についてのご意見、ご感想をお聞かせください。

①内容について

②カバー、タイトル、帯について

弊社Webサイトからもご意見、ご感想をお寄せいただけます。

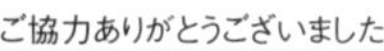

ご協力ありがとうございました。

※お寄せいただいたご意見、ご感想は新聞広告等で匿名にて使わせていただくことがあります。

※お客様の個人情報は、小社からの連絡のみに使用します。社外に提供することは一切ありません。

■書籍のご注文は、お近くの書店または、ブックサービス(0120-29-9625)、セブンネットショッピング(http://7net.omni7.jp/)にお申し込み下さい。

同性愛の遺伝子

米国の科学誌「サイエンス」がごく最近の記事で、ヒトの男性同性愛の一部は、ヒトの染色体の一部（X染色体）を介して遺伝する事を報じた。

遺伝がヒトの性的な嗜好(しこう)に及ぼす影響は、これまでもさまざまな形で検討されてきていた。しかし私自身は、性の行動の発現に関する事は、非生物学的な、人類学、歴史学、心理学などの分野に属する学問だとばかり思っていた。

それがどうだろう。最近の科学の進歩は、思いもよらない事実を明らかにしてくれる。ついこの前も、神経解剖学的研究で、異性愛と同性愛の男性の脳の構造の違いが明らかにされたばかりだというのに。

このような研究が進むと、同性愛の世界――大部分の異性愛者にとっては、全く異質とも思える世界――が、そのような遺伝子を持つ彼らにとっては、しごく「自然」である事を科学が証明、あるいは正当化しているようにさえ私には思えてくるのである。

誤解を恐れずに一歩進んで言えば、エイズの出現などにより、暗い世界にいた彼らの、より正当な市民権の獲得につながる。

同性愛に限らず、今後、科学者の興味は分子レベルでの遺伝子とヒトの心の動き、行動との関係を明らかにする事に進むのだろう。

純粋に後天的だと思われていた事、心理学的、社会学的にのみ説明されていた行動が、ある時突然に先天的なもの、つまり「持って生まれたもの」として生物学的に説明されるといった事が出てくるかもしれない。

具体的には、極端に怒りっぽい家系の人々に共通の遺伝子、あるいは食卓に決して野菜が出てこない家のメンバーに共通して認められる遺伝子――というのが明らかになるのだろうか。

社会における人々の考え方は、時の流れ、新しい事象の出現とともに変化するものであり、ステレオタイプの固い頭は捨て去って、一見、突拍子もないと思われるような事も考えてみると、人生は面白く送れるものだと私は感じている。

初出：「北日本新聞」平成5年10月31日『カルテの余白』

サーロインステーキ症候群

病棟でカルテを書いていた。ふと視線を横に向けると、スタンプ台が裏返しになっていて、だれが書いたかこんな文字が目についた。

脈―速拍、呼吸―促迫。ナースの看護記録記載のためのメモであろう。同じ「そくはく」でも違うのだなとあらためて思った。医学・医療の言葉は面白く、そして一般の人にとって時に難解だ。

小児科の外来で、私とお母さんの間でこんな会話があった。母「下痢をして、大便に粘膜がたくさんついてきて……」。私は思わず、頭の中で腸の粘膜が傷ついている様子を想像してしまったが、それは、粘膜ではなく粘液であった。

「特発」という言葉は、医学の言葉では原因がはっきりしない場合に用いられる。「特発性ネフローゼ症候群」というように。二歳ごろまでの子供がかかる病気に「突発性発疹（ほっしん）症」というウイルスによる病気があるが、看護学校の学生のノートの記録に、「特発性発疹症」という新しい（?）病名を見つけたのは一度や二度ではなかった。「症候群」という言葉の英語は「チャイナ・シンドローム」に見られるように、「同時に発生した一連の事件」という意味だそうだが、医学の言葉としては、「いくつかの症状が同時に出現する病態」の意味となる。「サーロインステーキ症候群」という病名は、運動不足と栄養過多により、大腿部の筋肉のサーロイン化をいう言葉だが、私はこの言葉を聞いた時、思わず〝霜ふり〟を想像し、そのネーミングのうまさに感心してしまった。

「症候群」は、最近は同時発生を意味する語源から離れて、「…的傾向」などの軽い意味で頻繁に用いられるようになった。例えば、いつも美しい幸福を夢みている〝青い鳥症候群〟〝結婚しないかもしれない症候群〟〝ピーターパン症候群〟〝冬彦さん症候群〟などなど。

本日（十二月五日）、富山市で骨髄バンクのドナーを募るシンポジウムが開かれる。以前は「骨髄」と「脊髄」の違いを説明する事から話を始めなければいけなかった運動も、今年九月の段階で骨髄提供希望者は、全国で三万人余りにも達した。ただ富山県における人口比の登録状況は、全国三十八位と今一歩だ。

シンポジウムという言葉の語源は、ギリシャ語のSyn＝共に、Posis＝飲む。つまり、一緒に酒を飲む事だそうである。骨髄バンクシンポジウムでは、お酒は供されないが、骨髄移植について共に考える事はできる。

初出：「北日本新聞」平成5年12月5日　『カルテの余白』

森田療法

かなり以前の事である。夜、病院にいると、人前では赤面してしまって全く話せないようになり、死にたいほど悩んでいるといった中学生が訪れた。彼は母とともに来院し、母とともに涙を流し「毎日がマラソンのゴールの間近のように苦しい」と私に語った。精神科の先生にお願いしようと思った時、私の脳裏にしばらく忘れていた自分自身の以前の思い出が鮮烈によみがえった。

私も約二十年前の大学生時代、神経症に悩まされた。その当時、私の下宿を訪れた高校時代の友人は「あの時のおまえはおかしかった。ずっとボーっとしていて。ただ一度生き生きしていたのは、パチンコ店で大入りになった時だけだった」と言った。臨床の実習も開始される前で、毎日座って講義を聴くだけの日々、うまくいかない男女問題などが誘因だったのだろう。

そんなある日、私はある決心をし、行動を起こした。親から一年間の休学の許可の承諾をもらえなかった私は、約二カ月間の夏休みを丸々使い、一人リュックを背負って横浜の港から旅に出た。ウラジオストク、ナホトカからモスクワへ。シベリア鉄道沿線の風景はどこまでも単調であった。以後空路ストックホルムへ向かい、パリ、ストラスブール（仏独国境付近）の友人を訪れ、ロンドンから帰国するまで、その日の宿はその当日しか決めない旅であった。途中、北欧では避妊具の自動販売機をガムのそれと間違えたり、ドイツではホモセクシュアルと思われる男性と知り合ったり、ドーバー海峡を渡る時は、電車が勝手に船に積まれるから乗りかえしなくてよいと思い込み、船への乗りかえが遅れたり。今書くと楽しそうではあるが当時の私は心細く、生きて日本に帰れるか心配の毎日であった。何とか羽田空港へ帰国した時は全身の力がぬけてしまった。

その後、私の行動が「森田療法」という精神療法に近い事を知った。言葉も通じず、あまりお金も持たず、宿も決めず、毎日を臨機応変に、苦労しながら生きていく。それが神経症の治療になっていたようである。

森田療法は、日本の精神科医、森田正馬（まさたか）先生が創始した精神療法である。その考え方の根底にあるのが「気分本位ではなく事実本位に、あるがままに受け入れ生きる」である。顔が赤面する時は、それを受け入れ、赤くなればよいと説く。この治療法が多くの神経症の患者さんの眼前の世界を活気のないモノクロから、鮮やかな極彩色へと引きもどしてくれたに違いない。

初出：「北日本新聞」平成6年8月21日『カルテの余白』

ケセラセラ

先日、黒部で開かれた骨髄移植のドナー登録を募る会に参加した。その会の世話人、および参加者の控え室での出来事である。

パネラーの一人として大阪から参加した平田浩三さんが、奥さんと四人の子供たちと部屋に現れた。彼は慢性骨髄性白血病という病気で、現在はインターフェロンなどの薬物による治療で比較的落ちついてはいるものの、「急性転化」すると生命がすぐにも脅かされる状態になるのである。そんな意味では体に時限爆弾をかかえていると言ってもよいだろう。

平田さんの父方の祖父母が黒部出身であり、黒部でドナー登録を呼びかける事が、自分に適合する白血球の型（ＨＬＡ）を持ったドナーが見つかるチャンスの増加にもつながると考えたわけである。ＨＬＡは地域性や血縁との関係も深いからである。

自分の生命に対する不安とまだ幼い子供たちに対する責任。日々どのような思いで生活しているのだろうかとしんみり思ったその時である。彼の奥さんと子供たちの楽しく遊ぶ明るい声が畳の部屋に大きく響いた。「とにかく、主人は今は元気なのですから」奥さんの楽観的とも思える声がそこにあった。

夫婦でいろいろ悩み、話し合ったに相違ない。しかし、それ以上考えても仕方がない。骨髄バンクに登録した。アメリカ合衆国のバンクのドナー登録のチェックもした。最も新しい薬物療法も行っている。こうして黒部にも来ている。これ以上、私たちにいったいどうしろというのだ。決して投げやりではなく、悲観と楽観の間の狭い現実の道を日々、淡々と有意義に歩いている。そんな感じであった。

自分自身が、何か人生の難題にぶつかった際にもそんなふうに生きたいし、それしかあるまい。しかしそんなに落ちついていられるかな。私はそんな事を考えながら、平田さんと別れ、黒部を後にした。

初出：「北日本新聞」平成6年9月25日『カルテの余白』

※注釈

この文章を書いた平成六年以後、慢性骨髄性白血病の治療・予後は分子標的療法という新しい治療法の出現により、大きく変貌、改善している。

母親免許証

富山市市民健康センター主催の子育て支援のフォーラムに参加した。あえて苦言を呈したい。子育てが苦手の若い母親が増えてきた。核家族化が進み、親は子育てについて年配の方の助言を聞く機会が少なくなったためでもあろうか。

一つ提言したい。初めて、子供を持つ時は、母親になる免許証をとる事が必要としたらどうだろう。ちょうど、車の免許証をとる時に、自動車学校で講義を受け、実地指導を受け、合格する必要があるように。

そんな事をしたらただでさえ少子化が進む中、ますます子供を持つ人が減るという声も聞こえてきそうである。しかし、母親免許証をとる過程を通じて、子供の価値を考えていただきたいのである。

子供は一家庭の宝なんかではなく、社会の宝である。大人は自分たちのやりたい事を少し我慢してでも、子供を育てなければいけない。

現在の富山県の厚生部長の三觜文雄氏が以前、厚生省の児童家庭局母子衛生課長をされていた時、あるシンポジウムでの講演を伺う機会があった。その時、印象に残った内容は「第二次世界大戦の敗戦三カ国、日本・イタリア・ドイツの出生率が下がり続けている。特にイタリアの出生率は一・二人である。多分、日本がそれを下回った時——五年後、あるいは十年後——に政府として本腰を入れて、小児医療を含めた総合子育て支援法とか、もっと進んだ具体的な方法ができるだろう。ちょうど、現在の老人保健法に見習う形で」という内容のものであった。誠に今の政治の真実をついている感があり、政治というのはやはりそういうものだろうと、少し落胆もした。

前言をひるがえして恐縮であるが、母親免許証も父親免許証もそんなものはいらない。「子供はかわいく、そしておもしろい」ただそれを分かっていただきたい。それにはあなたが、子供を持ってみなければ分からない。その事だけを強調したい。

そんな事を考え、ぶつぶつ言っていると横にいた私の配偶者がこんな事を言った。「昔、子供が多かったのは、ただ単にあまり物事を深く考えずに、人間の営みをしていたからじゃないの」その言葉にもいくつかの意味が含まれているようであったが、私はただ沈黙した。

初出：「北日本新聞」平成6年10月30日　『カルテの余白』

『赤ひげ先生』

何カ月か前、富山市と姉妹都市になっている米国ノースカロライナ州ダーラム市からドクター・エッシャーマンが富山市民病院を同僚の医師とともに訪れた事があった。彼の専門はファミリープラクティス、日本流に訳せば「家庭医」となる。彼は傷に対する縫合などの処置もすれば、糖尿病の患者に対する指導、熱性けいれんの子供のプライマリーケアなども行い、広い領域にわたり、その診断・治療の任にあたる。最近は夜、起こされるのがつらく、扱っていないとの事であったが、もう少し若いころは正常分娩まで扱っていたとの事である。それぞれの分野で専門性を要求されるものは専門医に紹介するとの事であった。彼は一つの家庭のメンバー全員の健康管理に対応できるプロフェッショナルであった。

米国の医療制度は日本のそれと異なり、そのすごいところは「家庭医学」が一つの学問の分野として独立し、高い評価を受け、しっかりした教育が行われるところにある。私には——そのたとえが適切であるかどうかはわからないが——彼が科学的トレーニングを受けた江戸時代の「赤ひげ先生」のように思えた。

このようなシステムや教育制度は一部を除き、残念ながら日本では普及していない。しかしいわゆる「かかりつけ医」の持つ意味を今一度考えてみてはどうだろうか。

予防接種の制度が変わる。「集団接種」から「個別接種」へという事である。具体的には、学校などで集団で行われていた注射が、個々の体調をより深くチェックした後、実施されるのである。より面倒になったとの声も聞かれるが、これを機会に予防接種の意義を自分自身であらためて考え、かかりつけの医師をしっかり決めて相談する事にしたらどうだろう。

患者の日ごろの様子を知り、病院などの他の医師との連携を持っている医師。やはりそれは非常に心強い存在である事は間違いない。

初出：「北日本新聞」平成6年11月27日『カルテの余白』

舌圧子

診察台の上でM君は先ほどからどうしても口を開こうとしない。口の中をしっかり診る事が大切なのに。やっと開けてくれたかと思ったら今度は口の中に捕獲した舌圧子（のどの奥を見るために舌をおさえるヘラ）を、かんぬきをかけたごとく、しっかりと噛んではなそうとしない。

私は最後の手段として、あまり使いたくない手ではあったが、鼻を少しつまんで、彼が一瞬、口で呼吸をしたすきをついてのどの奥をライトで照らして観察した。咽頭から扁桃にかけて少し黒みがかった赤い滲出物がついていた。やはり、溶連菌の感染のようだった。

S子ちゃんは、口の中を診察しようとする私を察してか、両の手でしっかりと口をおさえ、開こうとしない。無理に開けようとしたら、舌圧子を持った右手の人さし指をパクリと噛まれてしまった。「病棟に入院中の子供だけが参加するクリスマス会に、さっき特別に参加させてあげたのに、何て事を」と私はつぶやいた。

乳児や小さい小児は口やのどを診られるのを嫌う。学生時代、子供の診察法を教えてくれた先生から「口の中は最後に診るように」と言われた言葉の意味を理解するのに、ほとんど時間を要しなかった。

口腔（こうこう）は純真なる小児科医にとってまさに敵地である。ライトと舌圧子を両の手に持って立ち向かう医者を、子供たちもきっと両の手に武器を持って襲ってくるランボーのように見えるのだろう。

口の中を診るとどんな事が分かるのだろうか。白くなっている舌は普通はさっき飲んだミルクだが、カビの一種の場合もある。頬（ほお）の粘膜に塩の粒のように見えるコプリックと呼ばれる白い斑点があると、それは麻疹（ましん）（はしか）の前駆症状の期間である事が分かる。予防接種の普及で最近はあまり見かけなくなったが。奥の方にある扁桃にクリーム様の融合物があると伝染性単核球症という病気の診断の助けとなる。

もう何年間も病院に通っているT君は、のどの奥を見るのに舌圧子も何もいらない。診察されるのに慣れてしまって、口の開け方がうまくなり、口を開けるだけで、のどちんこの奥まで見わたせるのだ。私にはそのうまさが寂しくもあった。

今年もあと残りわずかとなった。小児病棟で行われたクリスマス会で、自発的に口を大きくあけて「赤鼻のトナカイ」を歌う子供たちの瞳は、三十八度の熱があっても輝いていた。

初出：「北日本新聞」平成6年12月25日『カルテの余白』

地震と溶連菌

神戸に地震があってから、県内の病院からも救護班が神戸へと出発し、私の勤務する病院でも、富山であんな大きな地震が起きたら、特に医療はどうなるかなど、あちこちで職員が議論する姿が目についた。私個人としては、崩れた建物の下敷きになっているのに意識があり、発見されずにいる人の事が気になった。

数日前、休日の日直をしていると、比較的若いお母さんが幼稚園児（だったと思う）を連れて受診された。子供は熱があり、よくみると体には淡い赤い細かな発疹（はっしん）があった。「のどもかなり赤いですから、溶血連鎖球菌の感染かもしれません」と話し、視線をカルテの横に置いてある保険証にやると、その住所は「兵庫県神戸市……」とある。

「地震に被災し、富山の姉の所に身を寄せています。実はその姉がじん臓の移植を受けて免疫抑制剤を使っているのですが、姉がこの子から溶連菌をもらい体が弱ったりしないでしょうか?」「実は姉のじん臓のドナーは私なのですが、一つしか残っていない私のじん臓に溶連菌の悪影響はないでしょうか?」こんな質問が矢継ぎ早に母の口から飛び出した。

診察、カルテへの記載、お母さんとの話が終わった後、私は自分の部屋に帰った。ここしばらくの間に彼女の身に起きた出来事——自分の体にメスを入れて、じん臓のドナーとなった事、阪神大震災に遭った事、そして富山に疎開する事を余儀なくされた事——比較的短期間に起こった出来事を、彼女はどのような気持ちで受けとめているのだろうか。そんな思いが頭に浮かび、考えさせられた。

それから二日後の事であった。病院で会議があった。事務の担当の人が「先日、神戸の地震に被災された子供さんが風邪で当院の救急外来を受診されました。この時は医療費の自己負担分を支払っていかれたようですが、今後は地震に被災された方の医療費は全額無料で……」と説明した。その言葉が私にはどういうわけか妙に事務的に響き、人生は筋書きのないドラマだなんて気取っていた自分自身が急に滑稽(こっけい)になった。会議の席で、だれにも気づかれないようにと思いつつ、一人自ちょうの笑いを押し殺そうとしていた。

初出:「北日本新聞」平成7年1月29日　『カルテの余白』

薬を飲まない子供たち

数年前、私は自分の娘に抗生物質を飲ませる必要があった。妹に対してはかなり忍耐強い兄と、甘い父親に囲まれているせいか、娘は苦みが服薬後に残るその抗生物質を、決して飲もうとはしなかった。

私が勤務する病院の近くにアイスクリームショップがある。娘とその店に入ると、トッピングと称してアイスクリームの上に、色とりどりの細かなチョコレートなどの砂糖菓子がのせてあった。子供たちは、そして大人も、それをおいしそうになめていた。

小児疾患の指導マニュアルで見たものが頭に残ってたのかもしれなかったが、私はとっさに粉の抗生物質の薬の袋を開き、アイスクリームのてっぺんにそれをのせた。果たして娘はアイスクリームのコーンまで食べてしまった。

子供に服薬させるのは時として、親にとって大変な仕事である。飲んでもらえない理由としては、薬の苦みなどによる〝味〟の悪さ、ざらつき、におい、量の多さなどであるが、家庭でのしつけ、子供の理解力などももちろんあるのだろう。

薬のうまい飲ませ方を少し考えてみたい。乳児では食事一回分のミルクに混ぜて飲ませると、全部飲まなかったり、ミルク嫌いになったりするので、少量のミルクに溶かして薬を与え、それからおいしいミルクを流し込む。また、粉薬は少量の湯ざましでだんご状にして上あごや、ほおの内側にこすりつけ、その後ミルクなどを与える。

幼児になってくると、薬はできるだけそのまま与える習慣がよいと思うが、苦みは前述のアイスクリームやヨーグルトなどの乳製品に混ぜるとやわらぐが、スポーツドリンクなどは苦みが残る。ただ病院の薬剤師さんによると、乳製品に混ぜると幾分吸収率が低下する薬剤も中にはあるとの事である。

いずれにせよ、必要な薬はある程度、無理矢理にでも飲ませる必要がある。以前、あるお母さんはココアの中へ入れて飲ませたり、チョコレートをやわらかくして、それに粉薬をくっつけて飲ませたりしていた。いろいろ工夫してみるとおもしろい。

チョコレートと言えば、今年の聖バレンタインデーでは、いつももらっていたチョコレートの数が減った。「例年の義理チョコの費用は阪神大震災の義援金にまわします」との事であった。地震の余波はこんなところにも出てきたが、私はなぜか少しうれしかった。

初出：「北日本新聞」平成7年3月5日　『カルテの余白』

頭を悩ます事

三月に行われた地方の小児科学会で、こんな発表があった。生まれた時から心臓の筋肉に異常を持つ子供が、インフルエンザと思われるウイルス感染で重篤な状態になった。幸いに適切な治療が行われ、病気から回復したが、インフルエンザワクチンの接種をしていれば、そのような状態にならなかった可能性もあるのでは、というものだった。

予防接種の制度が個別接種へと変わりつつある時期でもあり、会の終了後、何人かの先生とお話しする機会があった。では、そのようなリスクを持った子供たちに対する予防接種は、どのような施設でだれが行ったらよいかという話になると、一瞬沈黙の時間が流れたが、やはり大きな病院がよいだろうという意見が出た。

その時、私は（イソップの逸話だったであろうか？）ねずみが話し合い猫の首に鈴をつけたらよいが、それをだれが実行するかという段になると先に進まないという話を思い出してしまった。

約十年前、私が勤務していたアメリカ合衆国の小児病院の院長の功績は、子供の白血病の再発を防ぐために、全脳に放射線を予防的にあてる方法を考え、それを実行した事であった。放射線による脳の障害もあまりなく、それ以後、世界の子供の白血病の治療成績が飛躍的に向上した。

もちろん、そこに至るまでには、経験や科学的根拠の裏づけは、しっかりあったのに相違ない。それでも、それを最初に実行にうつす時は（この比喩（ひゆ）が適切かどうかは疑問だが）私の生まれ故郷の七尾湾でよく採れる、あのおいしい〝なまこ〟を最初に食べた人と同じ程度には勇気が要ったのではないかと思った。

医療の行為は確立されたものをしっかり行っていくのが原則であるのは当然だが、その中のどれを選択し、いつどのように行っていくかは、一人ひとりの医師に課せられた仕事である。それはやはり小さいものであれ大きいものであれ、決断の連続である。

病気の治療には積極性が不可欠だと私は考えているが、その積極性の〝功〟が〝罪〟になる事がないよう常に配慮が必要なところに難しさがあり、頭を悩ます。

初出：「北日本新聞」　平成7年4月9日　『カルテの余白』

よくしゃべる医者

あまり、なじみはないかもしれませんが、メソトレキセートという一つの薬を通じて、医療の難しさを考えてみたいと思います。

昨年の秋ごろだったと思いますが、いくつかの新聞紙上で「抗がん剤を関節リウマチに使用」、こんな私にはショッキングな見出しがついている記事を目にしました。それはメソトレキセートという薬を関節リウマチの患者さんに使用し、容体が悪くなったという家族からの訴えを報道しているものでした。

どのような量を、どのような話し合いのもと、どのように使われたかは、私には分かりません。しかし、私の知識の範囲では、主として抗腫瘍(しゅよう)薬として用いられるメソトレキセートという薬は、使い方次第では、関節リウマチに効力を発揮する薬なのです。「抗がん剤を関節リウマチに使った」という表現が私にはいささかショックだったのです。

薬の持つ作用をもう少し多面的に捕らえるなら、がんとリウマチの両方に有効な薬剤があっても全く不思議はなく、そのような表現は出てこなかっただろうと思うのです。実際、友人の整形外科医の話をきいても、私の本棚にある新しい医学雑誌を見ても、使い方次第では、その有効性がかなり評価されています。

もっとも現段階では、日本の厚生省は、まだその薬を、関節リウマチに対しての使用を正式には認めていないとの事ですが、アメリカ合衆国ではかなり以前に認可され、日本でも比較的近い将来、認められるだろうとの事です。

私が伝えたかったのは、メソトレキセートの関節リウマチにおける使用の正当化という事ではありません。当然の事ながら、医学の知識にはそれほど専門的ではない患者さん、家族、そして報道機関に対してさえも、医療機関は、知識や考えを伝える努力をかなりしなければいけないと思っただけです。

特にメスなどという武器を持たない内科系の医者は、「男は（そして女も）黙って」などと言わず、とにかく〝しゃべる〟事を大きな仕事としなければ、思ってもみなかった誤解が出てくる事もあると感じただけです。

小児科医である私は、時折、お母さんの職業が看護師である病気の子の主治医になったりします。そんな時、お母さんは「先生、やりにくいでしょう」などと気を使ったりしてくれるのですが、事実は全く逆で、私は気が楽になります。それは医者に何ができて、何ができないか、初対面であっても、あまり話をしなくても分かってもらえるからなのです。

人と人とのコミュニケーションの難しさをあらためて感じている今日このごろです。

初出：「北日本新聞」平成7年5月14日　『カルテの余白』

寄生虫

今年の四月にのどの痛みと赤い発疹(ほっしん)で受診したA君が投薬を受け、病院から帰宅後しばらくして、再び小児科外来にフレッシュな大便を持参して現れた。

A君は「ウンチの中から〝ヘビ〟が出てきた」と言い、母は「大便の中から〝ミミズ〟が出てきた」と言う。よく見るとそれは体長二十センチ程度の回虫であった。駆虫薬を処方し、後日、検便をする約束をした。

検査室に虫を持ち込み、大便をとり、虫をよく観察してみると、まだ元気で動きがあり、やはりこんなものは体の中で養育したくないと思った。その回虫は検査室の棚の上のホルマリンの瓶の中で眠る運命となった。

太平洋戦争直後は、六割もあった人間の回虫卵保有率も、衛生環境の改善や集団駆虫のため急に激減した。しかし最近、時折、回虫や他の寄生虫にお目にかかる機会が増えたようだ。

朝、お尻の穴にセロハンテープをくっつけ検査するぎょう中卵の陽性者もよく見かける。回虫はA君の場合のように、あまり症状がない事も多いのだが、回虫迷入症といって胆道などに入るとやっかいな事になってしまう。

私が子供のころ、近所に一人住まいのおじさんがいた。もう長い間、肩のところに瘤（こぶ）があるのだが、最後に見てから一週間ほどしたある日、瘤が姿を消し、体の別の場所に移動していたのである（移動先は忘れた）。子供心にも驚き、変なおじさんだと思った記憶が残っている。後年、寄生虫学の講義を受けた時、あれは顎口虫（がっこうちゅう）という寄生虫で、ライギョなどを生で食べる時など要注意とのことであった。

その他、以前から富山で比較的多い寄生虫としては、マスやサケを中間宿主とする条虫（サナダムシ）があげられる。条虫は、時には全長が数メートルにも及ぶ寄生虫だが、最初にそれを見た時は、いくじのないことに名古屋のきしめんが食べられなくなった。

最近再び、寄生虫が増加傾向にある理由としては、無農薬、有機栽培野菜、輸入野菜の増加があげられる。私が小さいころ見た、祖母が古新聞の破片がプカプカ浮いた下肥（しもごえ）を畑にまく姿は、最近の若い世代の目には、ヘルシーな野菜を栽培している姿の代表として映るのかもしれない。グルメブームによる「ゲテモノ食い」もその原因の一つとして指摘されている。

私もまだ訪れたことはないが、東京目黒に「目黒寄生虫館」なる建物がある。寄生虫をこよなく愛す館長の亀谷了（かめがいさとる）医師の苦労の結晶であるが、寄生虫についての知識を得るためにも、そしてデートスポットとしても一度訪れられたらいかがだろう。

初出：「北日本新聞」平成7年6月18日　『カルテの余白』

思いつくままに

水曜日に、新聞社の「カルテの余白」担当の方から電話がかかってきた。「今度の日曜日は先生の順番ですよ」と言われる。「その次の週かと思っていた」と、私はいささかあわててそう答えた。月日の流れるのは早いもので、この欄も、もう四十回近くも書かせていただいたことになる。

あまり病気とは縁のなかった私が先日、体調をくずした。病院から早退しようとしている私に、小児病棟の師長は「(医者も) 死なない程度の病気をしてみる事もいいかもしれませんね」と冷たく言った。極度の下痢に悩まされていた私は「あの師長、自分が手術を受けるような病気をした事があると思って何て事を」と内心思いながら腹痛に耐えた。しかし腹痛がおさまった時、なぜか師長の言葉は正しいのかもしれないと思った。

最近、石川県に住む義理の父が、大きな手術を受け、私たち家族は週末になると、金沢の大学病院を訪れる生活が続いた。以前、勤務していた大きな病院の一室に、元気のない患者としての義父の姿を見る事は、私にとって、つらい事であった。元気な時を知っているだけに。早く回復してくれればと願う。

同じころ、私の配偶者が、難聴と耳痛がひどい両側性の中耳炎になった。病院で子供の泣き声に囲まれてすごす私は、少々の騒音には慣れているし、仕事場では大きな声で話す習慣が身についていた。ただ家に帰った時は、静かだったはずなのが、難聴の妻と話すのに必要な声の大きさと、妻が見るテレビのボリュームの大きさに、子供たちともども、いささか閉口した。

ある七月の朝、妻と私は病院から少し離れた場所に車を止め、二人で病院に向かって歩いていた。私は勤務につくためであり、妻は、耳鼻科の先生の診察を受けるためであった。ふと視線を道端のあじさいにやると、昨日まではあれほど鮮やかな紫だった花びらが、元気がなくなっていた。「通勤路あせた紫陽花(あじさい)増す暑さ」一句できたと妻に話すと、彼女は左の耳に手をあてて「痛くてそれどころではないのよ」と私に一言だけ告げた。

初出：「北日本新聞」平成7年7月30日　『カルテの余白』

女性の環境適応性

私は小児科の医者ですが、病気の子供たちのお母さん、あるいは看護師さんなど、女性と話す機会も多く、今回は、標題のような事を考えてみたいと思います。私が伝えたい事は、もちろん男性より女性の方が環境に対する適応性に優れていると思う事です。

女性は結婚すると「他家」の一員になる場合も多いがゆえに周囲に対する素早い適応が求められるのでしょうか。

看護師さんが勤務する病棟を変わった時も、新しい病棟の一員になるのが早いなあと感じます。先日、中学校の同級生が、子供を連れて病院を受診したのですが、学校時代の彼女の印象とは異なり、「女性は弱し、されど母は強し」を地でいくような感じでした。

かなり以前に見た映画が、今も私の印象に残っています。女優、岩下志麻がふんする良家のお嬢さんが、恋人がとある暴力団の抗争事件にまき込まれたのをきっかけに、その道へ不本意ながら入っていくのですが、何年か後には、その暴力団の姉御として

「しま」を取り仕切っていくといったストーリーでした。

同じころ、また別の話がありました。こちらは実話ですが、カリフォルニア大学の学生で大富豪の娘パティ・ハーストが若い革命家たちに誘拐され、数カ月間の革命分子との生活の後、親が身代金を払い解放されるのです。しかし、自由になった後、彼女は再び自らの意志で革命家たちと行動を共にしていくといった事件です。

ここで、特に後者のパティ・ハースト事件は、女性の周囲に対する適応という次元の話を超え、ここ数日、魚津を全国的に有名にしたオウムの事件以来よく耳にするマインドコントロールの世界に入ってしまい、あまり適切な例ではないかもしれません。

しかし私がここで伝えたかったことは、人の一生はそんなに長いものではありません。一人ひとりに与えられた状況の中で、エキサイティングで有意義な生活を行っていく技術は、女性の方がたけているように思えるといったことです。

私がこんなことをぶつぶつ言っていますと、横で配偶者がまた、「女性だって、仕方なく適応していることも多いのよ」と、なぜか私の顔をじっと見て言いました。

初出：「北日本新聞」平成7年9月10日　『カルテの余白』

へその話

子供のころ「おへそのごまをとると、おなかが痛くなりますよ」とよく母親に言われた。それはまさに真実であった。

いくら母親に言われても私は一度、へその掃除を開始すると、それを途中でやめることができない性格の子供であった。最初の大きなごまをとった後も、徹底的にいじり、気がつくとへその皮膚が赤くなっていた。それから数分して、腹痛がジワッとやってくるのである。その腹痛が到来する時の不快感は、子供心にも強く印象に残った。そのあたりが同じごみ掃除でも、鼻クソをほじりまくった後のそう快感とは異なるところであった。

おなかでは、皮膚の下には皮下組織や筋肉、筋膜など、かなり厚い組織があって腹膜、腸へと続くのだが、へその所だけは皮下組織や筋肉などなく、皮膚と腹膜は近いところにある。皮膚に刺激や、軽い炎症などが起こると、それが腹膜に容易に伝わり、軽い腹痛を引き起こす。これはもちろん後年になって知った。

先日、学会で東京に出張し、電車の中でつり革につかまって立っていると、前にいた年配の婦人が隣の人とこんな話をしていた。「孫の出べそがひどくて、医者に診てもらったが、そのままにしておいても治りますと言う。あんなものが本当に良くなるのかね」

出べそ（臍ヘルニア）は腸が、腹膜や皮膚をかぶって、とび出ている状態だ。なぜ小さいころ、とび出ているのかと言えば、へその周りの筋肉が弱い事、腸の圧が高い事があげられる。なぜ乳児の時、腸の圧が高いのかと言えば、ミルクと一緒に空気も飲むし、横になっているから、ゲップもしない、そんな理由だ。同じヘルニアでも、そけいヘルニア、つまり大腿部の付け根に出てくる脱腸とは違い、ほとんど手術を必要としない。

つい数日前、麻疹の子が受診した。熱があり、眼は充血し、口の中の頬の粘膜には白いつぶつぶがあった（お宅の年ごろの子は、はしかの予防接種してますか?）。その子のへそはすこぶる清潔であった。診察後、廊下で会ったお母さんに尋ねてみると、おふろに入った時、指の先に石けんをつけて、子供のへその中を軽くかきまわして洗ってあげるとの事であった。へそはへその緒、つまり臍帯を通じて母と子が結ばれた跡であるが、母と子のきずなは、こうして生まれた後も、おふろでつながっていた。

初出：「北日本新聞」平成7年10月22日　『カルテの余白』

子供が出すサイン

日曜日の朝、二階では長男を叱咤激励する母の声が聞こえる。どうやら本日の配偶者の調子はよさそうである。月曜日、病院では小児科外来の主任看護師が、心なしかいつもより元気がない。看護の人手が少し戦力低下したためであろうか。

人は直接、大声で訴えないまでも、日々、さまざまなサインを出し続けている。きっと私自身も、自分が気がつかないうちに、いろいろなサインを出しているのだろう。

子供の病気を見つける事も、子供が出すさまざまなサインをとらえる仕事といってもよいだろう。子供は自分の不都合な点を自分では的確に伝えられないだけに、なおさらだ。

子供が出すサインと言えば、医者になって間もないころ経験した乳児の貧血に関する二つの話を思い出す。

一人目は、顔色不良と下痢というサインであった。数週間前から顔色が悪いということで、病院を受診した子の血液を調べてみると子供にはすこぶる珍しい巨赤芽球性貧血という病気であった。お母さんに尋ねてみると、実はその子は長野の山間部に住んでいて、親せきの家に遊びに来ているのだという。長野の家では、ヤギの乳を主に飲ませているとの事であった。この子の症状は葉酸を与え、普通のミルクに変える事で改善した。

もう一つの例は、「子供が砂を食べる」というサインだった。お母さんの話によると、砂場などに連れて行った時によく砂を口にもっていくというのである。私は何気なくその話を聞いていたのだが、お母さんの口から次に出た言葉が私を驚かせた。

「この子、貧血があるのではないでしょうか?」

大学時代の講義で、鉄欠乏性貧血の症状の一つに、異食症（食べ物以外のものを食べる症状）があると教えられてはいたが……、そのお母さんの勉強ぶりには驚いてしまった。検査室からの血液検査の結果は「貧血はありません」というものであった。

先日の新聞は、新潟県で中学生がまた一人、いじめで自殺したと報じている。周囲にとってその子の出すサインはとらえにくかったのかもしれない。

子供が出す折々の精神的、肉体的サインに大人がもう少しSensitiveになってほしいと願う。「疑いながらも、子供の前では楽観的にふるまう」この一見矛盾する生活態度、やはり、それは実際にはなかなか難しい事だとは思うのだが……。

初出：「北日本新聞」平成7年12月3日『カルテの余白』

潜伏期

新聞の見出しで言えば、「麻疹(はしか)猛威をふるう」ではなく、「麻疹流行の兆し」の方が正しいかもしれないが、少なくとも富山市では麻疹が流行している。それにしても、かなりの年齢に達しても、麻疹の予防接種を受けていない児が多い事に驚かされる。あなどってはいけない。

「潜伏期」という言葉がある。病原体が体の中に入ってから、症状が発現してくるまでの期間の事で、麻疹ウイルスを例にとると十日間前後である。風疹や水痘（水ぼうそう）は、もう少し長く二十日間程度である。

能登の穴水の山荘に潜んでいたオウム真理教の信者がいたが、彼らの心の動きを例にあげるまでもなく、「潜伏期」にある者、あるいはその周囲の者の心は、あまり落ちついていられるものではない。いつ顕性化するかと不安である。そんな意味では、症状が出てから「あら、この子、いつ、どこから、はしかなんかもらってきたのかしら」と、あっけらかんとおっしゃる母親の方が、むしろ親子ともども精神衛生上はよろしいのかもしれないが。

私の手元に、もう紙がセピア色になった一冊の古い本がある。昭和三十四年一月発行、東大教授、高津忠夫著『小児科学講義』という教科書である。泉熱、若菜病、疫痢といった若い私（?）にはピンとこない病気についての記載が並び、興味深い。その麻疹の項目にこんな記載があった。「麻疹に感染したと思われる小児は、一週間はいいいい、自由に遊ばせてもよいが、その後は厳重に隔離して……」私はこの「自由に遊ばせて」が気にいってしまった。少し大げさだが、潜伏期には他の人に感染しない事を明示し、明るくそしてけじめをもった子育てを推奨する著者の気持ちが伝わってきたのである。

年末、年始の仕事の緊張感から少し解き放たれ、二、三日前、私は大学時代の先輩と一緒に居酒屋へ行った。新しい年を迎え、会話の中で、彼は「大器晩成」「今にみていろ」「今は潜伏期」などの言葉で、現在の自分からの脱皮、飛躍を訴えた。興奮のあまり、ビールのグラスが焼き鳥の皿にぶつかり割れた。私もそれに負けず、顔を赤く、丸くしながら、口角から泡を飛ばした。

家に帰り、酔いがさめた私は、二人の潜伏期の終わりはあるのかなとふと思った。

初出：「北日本新聞」平成8年1月14日『カルテの余白』

医療情報の開示

輸入非加熱製剤によるＨＩＶ（エイズ）感染の問題など、最近は一般の人々の医療に関する事柄について知りたい事を知る権利がよく強調されています。それは当然の事であり、医療サイドからみても、一般の方々の医療に対する関心が深まる事により、間違った知識や誤解が少なくなり、喜ばしく、助かる事です。（私は同時に人間は知りたくない事は知らなくてもよい権利というのも持っていると思うのですが……）

医療情報という点で、一般の方が意外だと思われるかもしれない事を主な目的として少し具体例をあげてみたいと思います。その一つめは、私の知る範囲では、脱水の時の輸液などは別としてウイルスによってひきおこされる風邪に効く特効薬の注射はないという事です。よく「先生、おしりに痛い注射でも一本お願いします」と言っている人を見かけるのですが、内科の先生もきっと困惑していらっしゃるのではないでしょうか。

その二つめは、白血病といえば死の病の代表のように思われていますが、この病気もその種類、年齢などによりその予後が大きく異なります。例えば急性リンパ性白血病で発病時三～四歳で白血球の数が比較的少ない子は、現在の医療では骨髄移植がなくても治癒する割合が八割以上にも及んでいるのです。その一方ではどのような手を尽くしても短期間で不幸な結果になる白血病もあります。

医療情報と言えば、一般の方々がほとんど病院で目に触れない事の一つに、私たち医師に薬の情報を提供してくれる薬品会社の方々の存在があります。薬の副作用や新製品の情報提供をしてくれ、助かります。ただ私が困惑するのは、人によってはいまだに薬の宣伝にだけ力を入れる方がある事です。疲れて自分の部屋に帰ってきた時に「自社の製品をよろしく」と突然声をかけられるのは、あまり愉快な事ではありません。ただ、最近では病院の廊下を胸をはってしっかり前を見て歩く薬品会社の若い人も多くなり、時代の変化を感じ、うれしく思っています。

以上、私ができる簡単な医療、病院事情のお知らせでした。

初出：「北日本新聞」平成8年2月25日　『カルテの余白』

富山、石川、佐々成政

現代の人々の生活に歴史というものが深く根づいている事を感じる事がある。

富山に来てから私は、佐々成政という武将に興味を持った。妻は日曜日のＮＨＫのドラマ『秀吉』に時折、越中の主となった佐々成政が登場していると言うが、私にはまだどの人が成政か分からない。毎年七月に開かれる佐々成政祭に代表されるように、富山の人々が佐々成政の後、越中を長い間支配した前田家よりも佐々成政に親しみをもっていることを身を持って感じる事がある。前田利家とは異なり、信長亡き後も終生、律儀に織田家に忠義を誓い豊臣秀吉からうとまれた成政はその心意気という点で、今も越中の人々の心に深く残っているのかもしれない。

私の生まれたのは能登の七尾である。子供のころ隣の家のおばあちゃんが話す「越中さ」という言葉を聞いた。その言葉の響きはあまり好ましいものとはいえず、富山県人の勤勉さにたいするやっかみと同時に、いくばくかの侮蔑さえ合わせもっているのではないかと子供心にも感じた。そのことをそのモダンなおばあちゃんに伝えると、彼女は「越中の人は佐々家が去った後、前田側の成政憎しの感情が、今度は越中の民に向けられたと思っているのだよ」と私に反論した。

隣同士の県とはいえ、石川と富山の県民性の違いもあらためて感じる。今はもう珍しくもないが、八年前、金沢から富山に移り住んだ時、さっそうとハンドルを握る女性のタクシードライバーの多さに驚き、金沢との違いを感じ、大きなスクールバスを運転するアメリカの女性ドライバーを思い起こした。医学、医療の世界でも、大学や病院での富山と石川の戦いは前田利家と佐々成政の戦いよろしく今でも続いているのではないか、と感じる事がないわけではない。富山の人の「旅の人」という言葉に代表される、その閉鎖性を私も感じる事がある。「富山の街の真ん中にアパートを借りて、二年間住んでいても『旅の人』と言われるんだよ」「いや、富山の街の真ん中にアパートを借りて住んでいるから『旅の人』なんだよ」街角のこんな会話が以前私をとらえた。

今回はあまり子供の健康、病気とは関係のない話になってしまった。越中を後にした佐々成政は九州肥後国に入った。佐々成政が好きになった私は、その後の肥後の佐々成政の生きざまを四月十九日から行われる第九十九回日本小児科学会で熊本に行った時に追ってみようと思う。今、熊本城の位置を地図で確認し、楽しみにしている。

初出：「北日本新聞」平成8年4月7日　『カルテの余白』

体と心

私の息子は両親に似たせいもあり小学校六年生のくせに身長は一六三センチ。体重は五〇キロもある。そんな彼に最近一つの悩みが出てきたようだ。特に初対面の大人は、彼の体格を見てかなり大人に近い行動を要求してしまうというわけである。つまり「そんな大きな図体をして……」とすぐに言われてしまうのである。

いくら大きな形（なり）をしていても経験は小学校六年分しかない。少し大人の前でいい子ぶろうとする子供は、余計につらいのかもしれない。肉体の成熟がそのまま精神的成熟には結び付かないところに、その悲劇が生ずるようである。たしか私にも子供のころ、同じような経験をした思い出がある。

私は、診察の椅子（いす）に座る図体の大きい、特に男の子には努めて優しく接するようにしている。

『人生に必要な知恵はすべて幼稚園の砂場で学んだ』といったタイトルの本があった。それは少し極端にしろ、大人、特に比較的良識ある大人は、かえって子供に経験を積ませるという事をないがしろにしがちな人も多い。大人は、自分が日々の個々の出来事に対して、それまでの自分の経験に裏付けられた、いくつかの対応策を即座に準備して乗り切っている。そのくせ子供には経験を積む過程を嫌がるのである。「危ないから」というのがその理由である事が多い。

子供同士のけんかやかけひきの中から精神の成熟が生まれてくる事も多いのに、その機会が少なくなり、トレーニング不足で大人からみれば明らかに「避けられるけが」に悩む事も多くなってしまう事に大人は気付くべきである。

そんな事を考えていると、小児の薬剤量の事が思いうかんだ。

子供の薬剤の投与量は体重一キロあたりあるいは体表面積あたりで計算する事が多い。例えば体重一キロにつき二ミリグラムの投与が必要な薬は、体重九キロの子供には十八ミリグラム投与するのである。ところが体重五十キロの子供に百ミリグラム投与するわけではない。なぜならば大人の投与量、いわば最高量が六十ミリグラムあるいは七十ミリグラムとか決まっているからである。ところが最近の大きな中学生なんかを見ていると、「これはほんとうに百ミリグラム投与しないと効かないのではないか」と、診察台からはみ出しすね毛の生えた生きのいい足を見ながら私は思ってしまうのである。

初出：「北日本新聞」平成8年5月19日　『カルテの余白』

母　乳

「たらちねの」が母の枕詞（まくらことば）である事も示しているように、おっぱいは母と子を結ぶきずなである。母乳は赤ちゃんの完全食品といってもよいと思う。栄養、感染防御、母と子の精神的つながり、どの点からも申し分ない。おまけに持ち運びに便利で、清潔でミルク代もいらない。

そんな母乳にも欠点はある。その一つめは赤ちゃんが飲んだおっぱいの量が分かりにくいため、お母さんが母乳が足りているかどうか不安になる事があるという事。そして二番めはビタミンK欠乏により出血傾向におちいりやすい事がある。もっともわが国では予防的ビタミンK投与が行われているからまず心配はいらないが。

しかし、いかに母乳がよいとはいえ望んでも母乳を子供に与える事ができないお母さんもいる。まず絶対量が確保できなければしかたがないし、母児感染の可能性があるウイルス感染がお母さんにある時は授乳できない。そんな時は人工栄養、つまり調整粉乳を使う事になる。以前「私は母乳が全く出なくて粉ミルクを使っているのですが、牧場に行って子牛を見た時、申し訳ない気持ちになりました」などと言うお母さんに会った。その意味を理解するのに少しだけ時間を要したが「私も毎日、牛乳を飲んでいますから」と答えておいた。

粉ミルクの研究の歴史は牛乳をいかに人乳に近づけるかという研究の歴史ともいえる。さまざまな研究のすえ人工栄養は現在の地位を確立した。ヒ素ミルク事件という不幸な事もあったようだが、ミルクを生産する会社のこれまでの研究努力は評価すべきだと思う。フェニルケトン尿症の治療用ミルクなど、採算はとれるとは思えない特殊ミルクの生産も行ってくれている。

先日の小児病棟での出来事である。私が部屋に入っていくとお母さんが病気の子に授乳中であった。私は少しだけあわてて「また後で来ます」といって部屋を出ていこうとした。その時横にいた若いお父さんの、「妻と子の見せてはいけないものを見せてしまった」とでもいうようなあわてぶりが、堂々と授乳を続けるお母さんとは対照的に私の目に残り、その父の初々しさが印象的だった。

乳がはった時に、わが子が乳を吸ってくれ楽になり、しみじみ子の顔を見る。そんな時の母の顔は至上の幸福といった表情であり、残念ながらわれわれ男性には絶対に味わえないひとときなのであろうとうらやましく思ったりもするのである。

初出：「北日本新聞」平成8年6月23日　『カルテの余白』（最終回）

最近思う事

重い多発奇形を持った子がＮＩＣＵに入院し、子供の母、父、祖母、祖父、そして私の間に次のような会話が交わされました。

祖父：「このような重い奇形を持った子が生まれてしまって……。先生、この子を何とかしてもらえないでしょうか」つまり生かしてほしくないと言うのです。

私：「それはできません」

横で母は涙を流し、若い父は途方に暮れた顔をし、祖母は横を向いて唇を嚙む。非常につらい場面ですが、何回か経験しました。

その後、「あんたも、こんな子を持った親の気持ちになってみろ、若い２人の将来はどうなるのだ」と、祖父に罵倒され、やりきれない腹立たしさを覚えた事もありました。

新生児医療と生命倫理に関しては、いろいろ難かしい問題も多く一概に論ずる事はできないと思います。もちろん病気によっては、子供の積極的な治療を行う事が、痛みを伴うだけで、必ずしも子供のためにならない事も十分考えられます。しかし、私自身は基本的にはこの世に生を受け、生きていこうとする子供自身の力を大切にしたいと思います。

このような不幸な子供に対しての考え方も家族ひとり、ひとりを見てみると考え方は異なる場合も多いようです。祖父、祖母は前述のように「何とかしてください」しかし母親自身の口からそのような言葉が発せられる事は皆無と言えます。父親の態度にはその人間性が表れ、人によって異なります。

先日、アメリカで発行されている教科書を見ていましたら、ある重い染色体異常を持った子供には薬だけでなく、ミルクも与えない方がよいとの記載があり驚きました。国による考え方の違いがあるのかもしれません。また小児科の先輩の先生にお話をお聞きしますと、かなり以前は、重症の奇形を持って生まれたベビーは、水で浸した障子紙を顔にあて、呼吸ができないようにして、乳児室の片すみに置き、〝待っていた〟事もあったようです。驚いてしまいます。

私が最近思うのは、幸福と感じる事柄、価値があると考える事柄は、人により異なるのであり、またそれらは歳月の流れによって変化するという事です。重い奇形を持った子供の手術がうまくいって、子供を抱いて喜ぶ母の姿からはこの上ない幸福感が感じられます。また私が通勤時、いつも見かける「大人」の1人にダウン症の青年がいます。彼はもう成人の年齢に達しているのは確かで、勤務先に向かうべく、手にカバンを持ち、そして、自分の仕事に誇りを持っています。私がいつも見かけるのは、バス停でバスを待っている姿なのですが、その姿もいつも堂々としています。たとえ、バス停の横を自転車で通りすぎていく小学生から心ない言葉をかけられようと、彼は間違いなく幸福であると私は思います。

初出：「いずみ」〈4〉第33号　平成4年10月1日発行　〈診療随想〉

賢者の贈り物

Mちゃんは八歳の女の子である。

急性リンパ性白血病との戦いも寛解導入療法、強化療法と進み、何とか退院の日を迎えた。これからも時折入院療法が必要だが、一つの区切りを迎えた。

退院数日後、彼女が院内学級でお世話になっているS先生に会いに病院を訪れた時、小児病棟の廊下で私と偶然出会った。

その時、お母さんに背中を押されて、私へのプレゼントを少し照れくさそうにバッグから出し、差し出した。何か液体が入ったボトルで、「薬用ヘアークローン発毛促進剤」とある。私は思わず、退院前の回診の時、病室で私がMちゃんにいった言葉を思い出した。

「Mちゃんの髪は一度抜けてもまた生えてくるからいいな。三浦先生の髪は一度抜けると生えてこないよ」

化学療法で一度全部抜けた後、再び黒くなって生えてきた髪を見ながらこういった私の言葉が、よっぽどうらやましそうに病室内に響いたのだろう。

　翌日、回診に行き、Ｍちゃんの胸の聴診をするために私が下を向いた時、Ｍちゃんは私の頭頂部をじっと眺めていたようだ。

　病気の子にこんな気を使わせてしまってと思いながらも、わきあがってくる笑みをこらえながら、私は廊下でＭちゃんと別れた。

初出：「富山県医報とやま」Ｎｏ．１３０５

男はつらいよ

COVID-19が世の中を変えてしまった。

こんな時代は全く別の話題もよいのでは。

その女性の名前はA女史という。

写真を見ると確かにマスコミでよく見る顔であった。現在もモーニングショーに出演したり、『そこまで言って委員会』など多くの番組のコメンテーターとして登場したりしている。

東京大学3年生在学中司法試験に合格し、弁護士となり、法学部首席卒業、その後ニューヨーク州弁護士、そして現在も信州大学で法律学の教鞭をとるなどなど現役感あふれる活動を続けているいわゆる才色兼備な女性である。家族（父、母、妹）は皆医師であるが、本人は血を見るのがいやで医学部に進学しなかったとの事。

先日受け取った大学の医学部の同窓会誌で当時数少なかった女子学生の中で最もマドンナ的存在といえたBさん（旧姓）が「自分の娘が東京大学を首席で卒業し、その後ハーバード・ロースクールも出て、今はマスコミなどで活躍している、娘のおかげで取材などを受けたりして自分の世界がおおいに拡がった」との文章を発見した。この女子学生の娘がA女史であった。そう言われてみると二人は似ている。

私には40年以上前の思い出が鮮やかに蘇った。一人の男子学生X君の顔が思い浮かんだ。彼は学生時代Bさんと交際していた。大学の教養部の建物から専門の建物へ移動するX君の車の助手席にはいつもBさんの姿があった。その当時まだ現在ほど学生が自家用車を所有している事もなく、雪の日などの移動には二人仲良く車に乗っている姿を私などはとてもうらやましく思った。

卒業後の二人がどうなったかを知らなかったが、めでたく結婚したのではないかと思い込んでいた。ところがBさんは卒後地元に帰り、医師である現在の配偶者と結婚し、A女史が生まれていたのであった。あれほど仲よさそうに見えたX君とBさんの間に何があったか私は知るよしもない。

現在、彼がテレビに映るA女史がBさんの娘さんである事を知っているか知らないか不明だが、それを知った時の彼の思いはどうだったろう？

彼の人間性を考えるときっとこう言うだろう。

「Bさんの娘なら頭も良いし、そりゃ美人に決まっているよ」と。

『カサブランカ』という古い映画がある。私も実際映画館で観たわけではないのだが……。第二次世界大戦中のアフリカ北部の都市カサブランカが舞台だ。ハンフリー・

ボガート演じるRickがドイツ占領下のパリで以前一緒に過ごした昔の恋人のユーグリッド・バーグマンと反ナチの抵抗運動の闘士である現在の夫と二人でいるところを偶然にも再会。その二人がナチスから逃れるため飛行機に乗るのをカサブランカ空港で警官と共に手助けするラストシーンがある。センチメンタリズムの極みともいえる映画だが、そんなシーンを思い出してしまった。

渥美清もハンフリー・ボガートもこの世を去って久しいが、どうやら私はX君を勝手に古い人間を引きつける安っぽいロマンの象徴に造り上げてしまったようだ。ごめん。

初出：「富山市医師会報」　令和2年10月25日発行

２本目の便潜血

検診などで採便の際、便器の水の上に浮いている紙の上にせっかくのせた大便が自動水洗装置により勝手に流れてしまったという失敗を経験された方はいらっしゃると思います。今回は検診の便潜血検査のために採取しようとした便潜血検査に使う棒にまつわるエピソードです。

数年前の出来事でした。結果として1本目を少し早く取り過ぎたのです。検査の日ギリギリになっても1本目の便が出ない事態を心配した私は提出3日前に出た便を1本目として採取してしまっていました。時はまだ暑い9月初旬、このまま室温で保存しても良いものだろうか？　ふと気がついた私は家の冷蔵庫の野菜ボックスにそれを入れてしまっていました。それを見つけたわが配偶者は激怒！　何重にも包装を重ねたと汗をかきながら弁明する私の懸命な言葉に聞く耳は持たない。

さて最終提出期日が追ってきたのに2本目が出ない。1本目は3日前に採れてバッチリだったのに2本目はどうして出ないんだ！　ついに検診の日となり、2本の検便棒を提出する朝を迎えてしまった。配偶者と二人医師会の健診センターにおもむき1

本のみを提出し、面倒な事に2本目はそれではまた後日再来訪してあらためて提出、という事になってしまった。当日配偶者は婦人科健診もあり、すべての検査を終わったのは私の方がかなり早かったようだ。待合室で待っているとふともよおした。健診センター内のトイレにもう1本の便潜血棒を握って飛び込み無事採取。これであとの手間が一つ省けた。

その棒を持っておもむろに受付窓口にもう一度おもむき、窓口の女性の方に手渡そうとすると、（私の気のせいだったのだろう）容器のすき間からうっすらと湯気が立ち上ったような、上がらなかったような……。（これも間違いなく私の気のせいだとは思うが）その棒を受け取ろうとした受付のうら若き女性は数分前に排出されたまだ温かさが残る便かと気がつき、受け取りをためらったような、ためらっていなかったような……。でも、それでも、そこはプロフェッショナル。なにくわぬ顔で渡された物を受け取られ、「良かったですね」のひと言。後でしっかり手指消毒されたのではないかと思います。

暑さがまだかなり残るある年の9月のある朝の出来事でした。

初出：「富山県医報とやま」Ｎｏ．１７９２『ある日ある時』令和4年6月1日発行

結果出さんかい！

とある金曜日の午前、外来診療をしていると、20歳代前半の若い夫婦が熱も元気もある2歳の患児を連れて診療室を訪れた。突然すごい形相で私をにらんだお父さんは開口一番「はよう結果出さんかい！」。

私は何のことか分からず、ただポカーンとするだけだった。

何か両親に伝えていない血液検査の結果でも残っていたのかと思った。少し時間がたった後、状況がのみ込めた。その日の朝、子供が3度目の熱性けいれんを起こし、病院に連れてきたのだった。前回受診時（2回目のけいれんの時）、熱が出ても何とかけいれんを起こさないようにしてくれと医師に強く頼んだが、また起きてしまったではないかとの不満を私にぶつけているのであった。

脳波異常も認めないし、まだバルプロ酸など抗てんかん薬の持続投与の適応ではない事をお父さんに話そうとすると「ごちゃごちゃ言っとらんと、金ばっかり取っとらんと結果出さんかい！」とまた『結果』を要求されてしまった。

この子が熱に伴うけいれんを起こすのはまさに熱の上がりぎわであり、周囲がまだ熱に気がつかず、けいれんを起こしてしまってから、発熱に気がつくのであった。最近diazepam坐薬（商品名　ダイアップ）がその予防に使われているが、坐薬の挿入も間に合わない状態であった。

私は、状況が理解できて、お父さんお母さんの気持ちがやっと分かったのだったが、それにしてもなぜ、「結果出さんかい」なのだろう。せめて「けいれんを起こさせるなよ」と言われたら私ももっと容易に理解できたのに（もっとも絶対に熱性けいれんを起こさないようにするなんて不可能だが……）。

「結果を出す」という表現は十年ほど前、サッカーの三浦知良選手が最初に使ったのに端を発し、次第に、さまざまな場面で「努力してよい成果を出す」という意味合いで使われるようになったようである。私もその意味は理解しているつもりだったが、この出来事にはいささか参ってしまった。やはり13日の金曜日は鬼門なのだろう。

あれから数ヵ月、幸いにあの子はその後熱が出てもけいれんは起こしていないようだ。

初出：「富山市医師会報」第３８９号　平成15年8月発行

朽ちかけたびわの木

25年以上もの永きにわたって勤務した富山市民病院小児科を3年前に辞して、新しい気持ちで金沢の病院で血液内科医として2年間勤務した。新しい職場の仲間はこの年配の新参者を大切にしてくれ、おかげで有意義な2年間を過ごす事ができた。

病院を移動する時に長めの休みを取り、生まれ故郷の能登七尾を訪れた。幼き日の思い出が突然に鮮やかに蘇る光景に出くわした。小島町にある子供のころ住んだ我が家はだいぶ朽ち果ててはきていたが驚いた事にまだ見知らぬ人が住んでいて現役であった。50年のタイムスリップが一瞬にして始まった。

家の前にはあのびわの木も枯れ落ちる寸前ではあったがまだ残っていた。小さくはあったが毎年何個かの実を確実につけていたそのびわの木の枝の間から遠くに見える古ぼけた家は間違いなくあの娘が住んでいた家であった。その家に吸い付けられるように古ぼけた玄関に近づいた。と、その時であった。ドアを勢いよく開けて束ねたお下げ髪を左側だけに垂らしたあの子が玄関から今にも飛び出してきそうな不思議な錯覚に陥って私は思わずその場で一歩退いてしまった。ふと我に返り気がついてみると周りの木々がみな昔より背が低い、低い。何の事はない。木々が小さくなったのではなく50年前の自分がまだ背が低く周りが大きく見えていただけであった。

小島町を離れ七尾港の波止場に向かった。能登島大橋の開通後はその役割を終えたが、七尾の港と能登島を結ぶ定期船が50年前には通っていた。能登島の向田という町（村）に所用がある祖父に手を引かれ連絡船に乗り込む幼いころの私の姿があった。乗り込んでみると客室は船底にあり、（客室といっても）船底にただ大きなゴザが敷いてあるだけであり、そこで能登島到着までの時間を皆で過ごした。到着までのひと時のエンジン音と油の匂いが再び鮮やかに脳裏に蘇ってきた。考えてみると胃がんで逝った祖父の年齢まで自分もそんなにあるわけではない。

これまでの生活を振り返ってみると、もう30年前のアメリカ合衆国テネシー州メンフィス市のとある研究室での出来事も鮮烈に記憶に残っている。アメリカ合衆国でも南部に属するこの街はプレスリーの故郷で有名であるのと同時に黒人の指導者キング牧師が凶弾に倒れた街としても知られていた。その街の小児病院の研究室に留学中であった私は研究室の実験助手の仕事をしている黒人女性シャーリーと知り合いになった。彼女はシングルマザーであったが、一人息子の発熱がもう一週間以上も続いているのだけれど一向に下がる気配がないのだという。主治医は感染症を考えて抗生物質を投与しているという。研究室にほど近い彼女の自宅を訪れて息子を診てみると初めてみる黒人の肌の発疹に戸惑いはあったものの唇の紅さや目の充血などは私が知っている川崎病にそっくりであった。その事をアメリカ人主治医に伝えると彼は少し驚いた様子であったがアメリカ合衆国では川崎病、特に黒人の川崎病はほとんど診た事はないと私に告げた。翌日から変更した薬がどの程度効果があったかははっきりしないが、病状は快方に向かった。そんな出来事もあり親しくなったシャーリーは私に日ごろから胸に留めていた事をついに話してくれたようだ。その当時私は研究室で「マサ」と呼ばれていたがその音の響きは奴隷制度の主人を表す「マスター」に似て黒人の彼女はその言葉は使いたくないのだ、と。人種差別問題の根の深さを思いがけず近くで感じた。

私は今年の10月久しぶりにメンフィスを訪れる事にした。

初出：「富山県小児科医会報」Ｎｏ．57　平成27年発行

※注釈

この文章の後半にあるアメリカ合衆国での川崎病のエピソードの記載は前述した文章「川崎病と肌の色」の内容と重複している部分があるが、印象深いエピソードでありそのまま記述した。

情報の価値

とある日曜日に病院で日直をしていると、ひとりのお母さんが子供を連れて受診した。紹介でも電話連絡もない初診の患者さんだったので何気なく「ここに小児科の医者がいるのがどうして分かりましたか」と尋ねると「私のマンションでは富山市の二次待機病院の一覧表のコピーが出回っています」と言われ、驚いてしまった。少なくともそのマンションではその紙切れがかなりの価値を持っているようだった。私が入会しているパソコン通信の小児科医のおしゃべりのフォーラムでは、今水痘の治療についての議論が真っ盛りである。「フェノールには発がん性があるからカチリを使うべきではない」「アシクロビルを使う基準は？」などなど……。最初はおもしろいと思っていた私も、だんだん面倒臭くなってしまい、そのフォーラムを覗かなくなってしまった。インターネットの普及などにより、望めばたいていの情報は得る事ができるようになった（?）。知らないで、大きな損をする事もあれば、見えない方が幸せな事もあり、人生はほどほどがむずかしい。

初出：「医報とやま」Ｎｏ．１２１８　平成10年

子供たちの八尾おわら風の盆

もう20年以上も前になるだろうか、まだ富山市民病院に勤務していたころであった。小児科外来に、20代前半と思われる八尾から来たお父さんが小さな子を連れて乳児健診を受診した。午後からの健診に間に合うように早めに受診したお父さんと昼休みに世間話をしていると、「毎年、おわらの時期になると小学校の同級生で初恋の人に町で出会うんですよ」。

その彼女は小学校卒業とともに富山を離れ、今は1年に一度おわらの時に八尾を訪れるのだという。おわらの時、町で偶然出会って目を合わせる事はあっても言葉を交わす事はほとんどなく、また来年会えるのを楽しみにして別れるのだという。小学校のころの思い出だけが2人の心の中に残っているという。いささか美しすぎる話だとは思ったが、子供の時の思い出をいつまでも大切にしたいのだという。

私が勤務する病院は八尾に比較的近い事もあり、ＣＯＶＩＤ‐19第7波の折には多くの小児の患者さんが八尾から発熱外来を受診した。

4歳の子がお母さんとともに受診。

聞けば9月1～3日のおわら風の盆の期間中、COVID‐19の検査（抗原、PCR）を毎日行って街頭の流しに参加するという。小児が鼻腔に綿棒を入れられる苦痛を考えると、風の盆の流しに参加するためとはいえ、その熱意は半端ではない。

発熱外来診療とは直接関係のない事柄だったが、発熱外来に受診した子の付き添いのお母さんにこんな事も聞いてみた。「八尾の町の子供たちは何歳のころから風の盆の踊りの練習に参加するのですか？」。お母さんの答えは、「あら先生、たいていの子供たちは一人歩きができるようになり、両手を頭の上に挙げる事が出来るようになればすぐにでもやるんですよ」と。

八尾の町の人々の風の盆にかける思いには全く驚いてしまう。

八尾は私の生まれ故郷である石川県の七尾とその名前の由来に何か関係があるのだろうか？　しっぽ（尾）一つの違いは何か関係でもあるのだろうか？　こんな事を考えながら八尾の町を車で移動した。

初出：「富山市医師会報」第625号　令和5年3月25日

能登半島地震とスリランカ民主社会主義共和国大使夫人との出会い

２０２４年2月11日、私は能登半島の大震災から40日ほど経過した生まれ故郷石川県七尾市を訪れた。その前日には七尾市一本杉町の私の実家から１００メートルも離れていない老舗の醤油屋さんで後片づけをしていた職員の方が塀に挟まれ、心肺停止になるという痛ましい事故が報道されていた。私の実家もブロック塀が壊れ、塀が隣人の家にもたれかかって、ガラス窓やエアコンの室外機を壊しているという事で隣家と話し合うために訪れたのであった。

実家の前に妹と甥と三人でいると、不意に東京ナンバーの大きな乗用車が何台か家の駐車場に止まった。中から頑強そうなアジア系の大きな男性数人が登場し、私は一瞬身構えた。その中に小柄な婦人が一人現れ、聞けば、能登半島地震の被害復興の少しでも助けになればと東京の大使館から七尾市を急遽訪れたとの事であった。頂いた名刺を見るとその女性はスリランカ共和国の日本大使夫人であった。ただ何か様子がおかしい。少しソワソワしているのである。そしてどこかにトイレがないかとたずねるのである。事情を察した私の妹が実家の家の中にあるトイレに案内した。私の実家は昔から井戸水も使っていてトイレの水など生活用水には事欠かないのであった。地震後、列を作って給水する近所の人たちには感謝されたに違いない。能登では地震の後、断水が人々を悩ませた。殊にトイレ・お風呂などの生活用水の供給不足が深刻だった。上水道の復帰まで時間がかかっている事が原因のようだ。

予想もしない場所で、予想もしない出会いとなったスリランカ国大使夫人は私たちと別れる時には晴れ晴れとした顔をしていた。

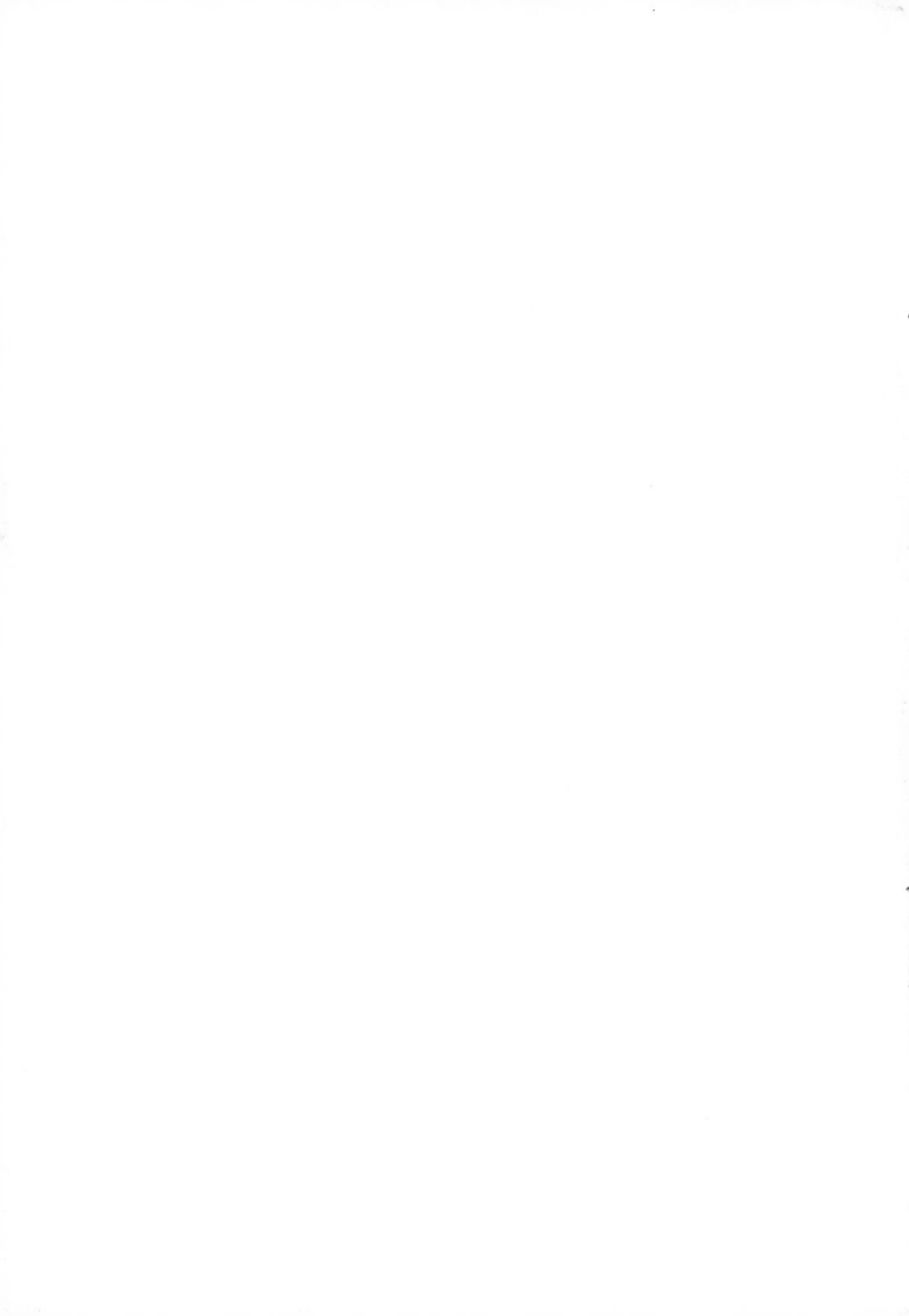

著者プロフィール

三浦 正義（みうら まさよし）

1952年7月　石川県七尾市生まれ。
1977年3月　秋田大学医学部医学科卒。
富山県富山市在住。

職歴
金沢大学医学部小児科、福井十字病院小児科、アメリカ合衆国テネシー州メンフィス市　St.Jude小児研究病院、市立富山市民病院などを経て富山西総合病院小児科・感染制御部勤務。

国立病院機構富山病院名誉院長。
石川県立七尾高等学校富山同窓会会長。

紙カルテの余白　～小児科医の本音～

2024年 6 月15日　初版第 1 刷発行

著　者　三浦 正義
発行者　瓜谷 綱延
発行所　株式会社文芸社
〒160-0022　東京都新宿区新宿1－10－1
電話　03-5369-3060（代表）
03-5369-2299（販売）

印　刷　株式会社文芸社
製本所　株式会社MOTOMURA

ISBN978-4-286-25377-0

文芸社セレクション

紙カルテの余白

～小児科医の本音～

三浦　正義

MIURA Masayoshi

文芸社

文芸社セレクション

紙カルテの余白

～小児科医の本音～

三浦 正義

MIURA Masayoshi

文芸社

序文にかえて

本出版物は多くの部分が30年も以前に私が富山の地元新聞「北日本新聞」の「カルテの余白」という欄にて継続掲載したものである。多くの年月が流れ、医療・医学の知識としては古めかしくなった部分もあるが、一人の小児科医師の思いは歳月が流れても変わる事がない事柄が多く、そのままの形で掲載した。後半の何篇かの文章は最近の私の心情を地元の医師会報などに掲載したものである。全体を読み返してみると若気の至りもあり、気負った文章に対して恥ずかしさを禁じえない。ただ若いころの方が感性は豊かで、小児科医・医療人として長く生きてきて感じた点をお伝えするために勇気を出して発刊した。

この本の編集を行っていた令和６年元日能登半島を中心に未曾有の大地震が襲った。本文の中にも出てくる私の生まれ故郷石川県七尾市も大きな損害を受け、ニュースなどで繰り返し大きく報道された。能登・北陸地方の少しでも早い復興・再建を心から願う次第である。

三浦正義

目次